Pflegeheim finden und finanzieren

Kosten,
Leistungen,
Rechte

Unser Service für Sie

Wenn neue Gesetze und Verordnungen in Kraft treten oder sich zum Beispiel Förderbedingungen oder Leistungen ändern, finden Sie die wichtigsten Fakten in unserem Aktualisierungsservice zusammengefasst.
Mit dem Klick auf **shop.verbraucherzentrale.de/aktuell** sind Sie dann ergänzend zu dieser Auflage des Buches auf dem neuesten Stand. Diesen Service bieten wir so lange, bis eine Neuauflage des Ratgebers erscheint, in der die Aktualisierungen bereits eingearbeitet sind. Wir empfehlen, Entscheidungen stets auf Grundlage aktueller Auflagen zu treffen.
Die lieferbaren aktuellen Titel finden Sie in unserem Shop:
shop.verbraucherzentrale.de

Pflegeheim finden und finanzieren

Kosten, Leistungen, Rechte

DR. OTTO N. BRETZINGER

Verbraucherzentrale

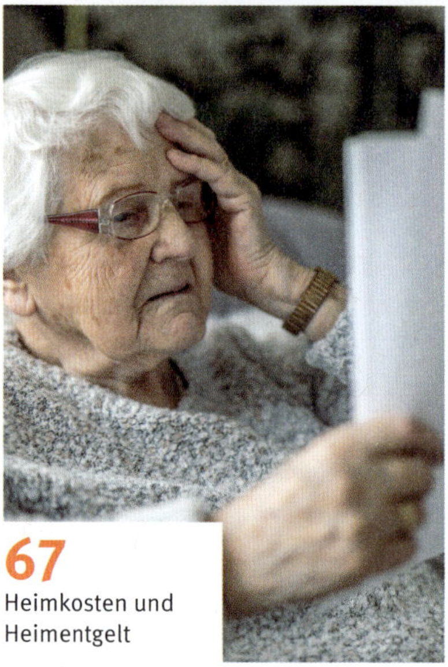

67
Heimkosten und Heimentgelt

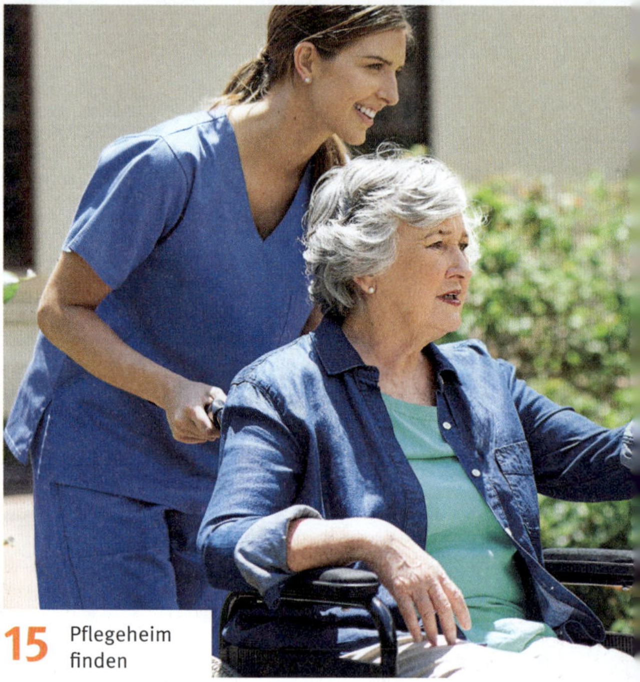

15 Pflegeheim finden

Inhalt

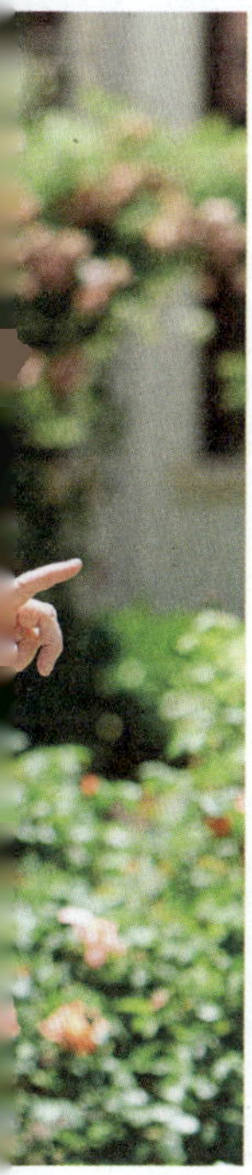

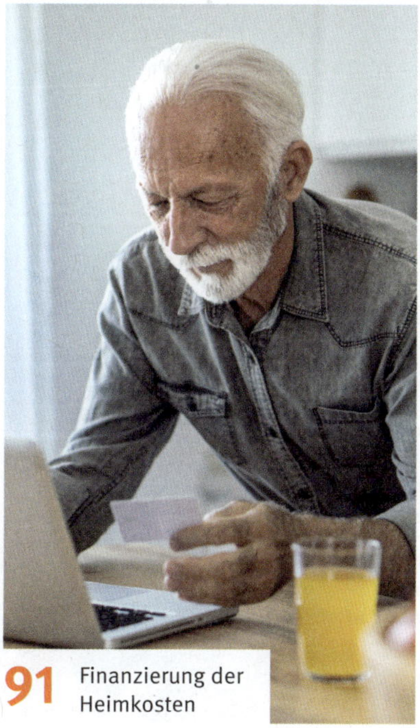

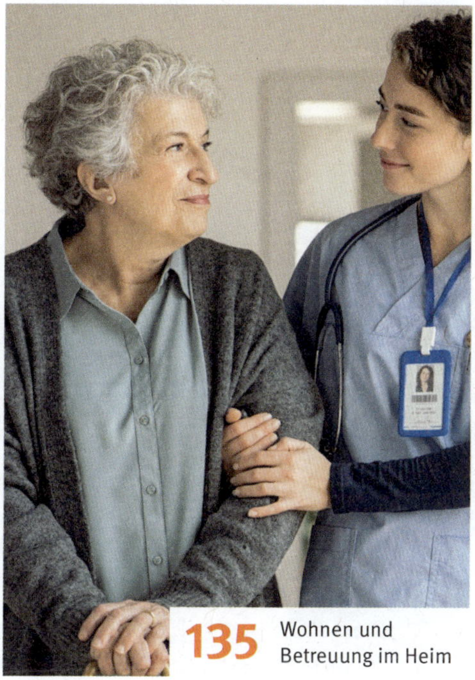

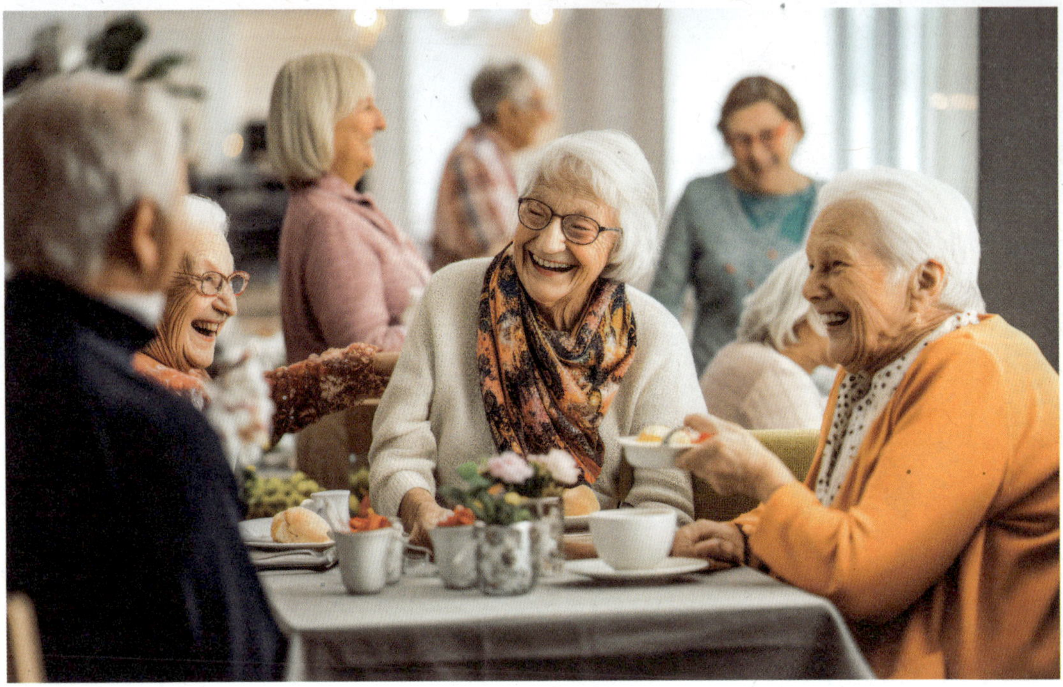

Vorwort

In Deutschland sind rund 5,7 Millionen Menschen pflegebedürftig im Sinne der Pflegeversicherung. Rund ein Siebtel der Pflegebedürftigen, das sind etwa 800.000 Menschen, werden in Heimen vollstationär betreut.

Durch die gesetzliche Pflegeversicherung wird das allgemeine Lebensrisiko, pflegebedürftig zu werden und die Kosten der erforderlichen Pflege nicht tragen zu können, abgesichert. Der gesetzliche Versicherungsschutz ist allerdings nur eine „Teilkaskoversicherung", weil die Leistungen in der Höhe gedeckelt sind und deshalb häufig nur einen Teil der Pflegekosten abdecken. Das gilt vor allem dann, wenn eine vollstationäre Pflege im Heim notwendig ist. Die Differenz zu den Leistungen der Pflegeversicherung muss die pflegebedürftige Person als Eigenanteil aus eigener Tasche bezahlen. Außerdem übernimmt die soziale Pflegeversicherung nur Kosten für Pflege- und Betreuungsleistungen. An den Ausgaben für Unterbringung und Verpflegung, den eigentlichen Mietkosten fürs Zimmer, den sogenannten Investitionskosten und der Ausbildungsumlage beteiligt sich die Kasse nicht.

An dieser Stelle einige nüchterne Zahlen: Bei den Preisen gibt es von Heim zu Heim Unterschiede. Wer in ein Pflegeheim umzieht, sollte deshalb nicht nur auf Ausstattung und Lage achten. Der Eigenanteil des oder der Pflegebedürftigen an den Kosten für seine oder ihre Versorgung im Heim beträgt 2025 im Bundesdurchschnitt im ersten Aufenthaltsjahr 2.984 Euro im Monat. Nach dem Rentenversicherungsbericht der Bundesregierung hat im Jahr 2023 die gesetzliche Altersrente bei durchschnittlich 1.099 Euro im Monat gelegen (Männer: 1.346 Euro, Frauen: 903 Euro).

Reichen Zahlungen der Pflegekasse und Einkünfte und Vermögen des oder der Pflegebedürftigen nicht aus, um die Pflegekosten zu decken, besteht Anspruch auf staatliche Unterstützung. In Betracht kommen Leistungen der Sozialhilfe in Form von Hilfe zur Pflege, Wohngeld und (in einigen Bundesländern) Pflegewohngeld.

Allein die Notwendigkeit, ein Familienmitglied in einer Pflegeeinrichtung unterbringen zu müssen, weil unter Umständen häusliche Pflege nicht mehr ausreicht, ist sowohl für die pflegebedürftige Person als auch für die ganze Familie emotional belastend. Hinzu kommen möglicherweise Scham und moralische Bedenken, wenn dann noch auf staatliche finanzielle Hilfe (insbesondere in Form der Sozialhilfe) zurückgegriffen werden muss, weil das mühsam Ersparte zur Kostendeckung nicht ausreicht und sogar das eigene Wohnhaus verkauft werden muss. Und mit diesem Problem werden sich in unserer alternden Gesellschaft künftig immer mehr Menschen befassen müssen.

In diesem Ratgeber werden die mit der Pflege im Heim relevanten Fragen erörtert. Es geht einerseits darum, das „richtige" Heim zu finden, beim Abschluss des Heimvertrags die eigenen Interessen zu wahren und den Umzug ins Heim zu organisieren. Andererseits sollten Heimbewohner und Heimbewohnerinnen ihre Rechte und Pflichten kennen und diese auch wahrnehmen. Sie erfahren zum Beispiel, welche Rechte sie haben, wenn das Heimunternehmen die geschuldeten Leistungen nicht oder schlecht erfüllt.

Im Mittelpunkt des Ratgebers stehen finanzielle Fragen. Dabei geht es um die Zusammensetzung der Heimkosten und wer diese zu tragen hat, wie das Heimentgelt berechnet wird und wann der Heimbewohner oder die Heimbewohnerin die Kürzung des Entgelts verlangen darf. Einen wichtigen Teil des Ratgebers nimmt die Finanzierung der Heimkosten ein. Wir erläutern, ob und in welchem Umfang Unterhaltspflichten geltend gemacht werden können und auf staatliche Hilfen zurückgegriffen werden kann, wenn Einkünfte und Vermögen der pflegebedürftigen Person und die Pflegeleistungen der Pflegekasse nicht ausreichen, um die Heimkosten zu decken.

Viele Informationen rund um das Thema Pflege im Heim finden Sie auch auf unserer Internetseite. Außerdem erfahren Sie dort, ob es in Ihrem Bundesland eine Beratung zu pflegerechtlichen Themen gibt:
verbraucherzentrale.de/pflege-im-heim

Aus unserer Beratungspraxis

Die wichtigsten Fragen und Antworten

→ Jährlich beantworten wir in unseren bundesweit rund 200 Beratungsstellen Hunderttausende von Fragen und helfen bei der Lösung von Problemen, die Verbraucherinnen und Verbraucher an uns herantragen. Aus dieser täglichen Praxis wissen wir am besten, wo der Schuh drückt und wie konkrete Unterstützung aussehen muss.

Diese Erfahrungen sind Grundlage unserer Ratgeber: mit präzisen, verbraucherorientierten Informationen, zahlreichen Tipps und Hintergrundinformationen zum besseren Verständnis.

Sollte für eine individuelle Frage weiterer Besprechungsbedarf bestehen, hilft unsere Beratung weiter. Eine Übersicht über unser umfassendes Angebot finden Sie unter:

verbraucherzentrale.de

Wann ist eine vollstationäre Pflege im Heim sinnvoll oder notwendig?

Vollstationäre Pflege findet immer dann statt, wenn häusliche oder teilstationäre Pflege nicht möglich ist, nicht ausreicht oder wegen der Besonderheit des Einzelfalls nicht in Betracht kommt. Das kann vor allem der Fall sein, wenn für die Pflege zu Hause keine Pflegeperson vorhanden ist, eine Pflegeperson zur Pflege nicht bereit oder damit überfordert ist oder wenn die räumlichen Gegebenheiten für die Pflege zu Hause fehlen. In dem Fall besteht ein Anspruch auf stationäre Pflege. Eine Prüfung des pflegerischen Bedarfs (Feststellung der Heimbedürftigkeit) findet jedoch statt, wenn Leistungen der Hilfe zur Pflege in Anspruch genommen werden müssen. Ob eine sogenannte Heimbedürftigkeit vorliegt, wird regelmäßig durch den Medizinischen Dienst im Auftrag des Sozialamts geprüft. → **Seite 15**

Wer kann bei der Suche nach einem Pflegeheim helfen?

Wenn die pflegebedürftige Person im Krankenhaus oder in einer Reha-Einrichtung untergebracht ist, sollten Sie so früh wie möglich Kontakt mit dem Sozialdienst des Krankenhauses aufnehmen. Dort gibt es auch Ansprechpartner vom Entlassungsmanagement oder von der Pflegeüberleitung. Diese planen die Entlassung und die weitere Versorgung mit Ihnen. Wenn sich die Pflegebedürftigkeit langsam entwickelt hat und nicht in Zusammenhang mit einem Krankenhausaufenthalt steht, sind die Pflegekasse, ein Pflegestützpunkt vor Ort oder eine Pflegeberatungsstelle erste Anlaufstellen. → **Seite 41**

Welche Kosten entstehen bei vollstationärer Betreuung und Pflege im Heim?

Weil pflegebedürftige Personen in Wohn- und Betreuungseinrichtungen der vollstationären Pflege nicht nur eine Unterkunft, sondern auch Pflege, Betreuung und Verpflegung erhalten, setzen sich die Heimkosten aus verschiedenen Faktoren zusammen. Bestandteile des sogenannten Heimentgelts sind der Anteil für die Kosten der Pflege (Pflegesatz), bestehend aus dem Anteil der Pflegeversicherung und dem einrichtungseinheitlichen Eigenanteil, der Anteil für die Unterkunfts-, Verpflegungs- und Ausbildungskosten und der Investitionskostenanteil. Dazu kommen noch Kosten für etwaige Komfortleistungen bei Unterkunft und Verpflegung sowie zusätzliche pflegerisch-betreuende Leistungen. → Seite 67

Welche Heimkosten werden von der Pflegekasse übernommen, welche muss die pflegebedürftige Person selbst tragen?

Die Pflegeversicherung beteiligt sich an den Kosten für Pflege und Betreuung durch einen monatlichen Zuschuss. Wie hoch dieser Zuschuss ist, hängt davon ab, welcher Pflegegrad für die pflegebedürftige Person festgelegt wurde. Zusätzlich zu dem Zuschuss bekommen Personen in den Pflegegraden 2 bis 5 einen weiteren Leistungszuschlag zu den Pflege- und Ausbildungskosten. Der pflegebedingte Eigenanteil, die Kosten für Unterkunft und Verpflegung, die Investitionskosten und ein Anteil an der Ausbildungsumlage müssen von der pflegebedürftigen Person getragen werden, ebenso etwaige Zusatzleistungen. → Seite 73

Wann übernimmt das Sozialamt ungedeckte Heimkosten?

Das Sozialamt unterstützt pflegebedürftige Heimbewohner und Heimbewohnerinnen, die in der stationären Pflege den einrichtungseinheitlichen Eigenanteil, die Kosten für Unterkunft und Verpflegung, die Investitionskosten und die Ausbildungsumlage nicht durch eigene finanzielle Mittel bezahlen können. Hilfe zur Pflege leistet das Sozialamt auch für Menschen, die pflegebedürftig sind, aber keinen Anspruch auf Leistungen der sozialen Pflegeversicherung haben. Bevor vom Sozialamt Leistungen gewährt werden, müssen zunächst alle anderen Möglichkeiten der Hilfe ausgeschöpft sein. Deshalb beteiligt sich das Sozialamt nur dann an Pflegekosten, wenn die pflegebedürftige Person und unter Umständen deren Ehepartner oder Kinder nicht ausreichend Einkommen oder Vermögen haben, um die Kosten bezahlen zu können. → Seite 111

Kann das Sozialamt für übernommene Heimkosten die Kinder oder den Ehepartner der pflegebedürftigen Person in Anspruch nehmen?

Hat das Sozialamt Leistungen gewährt, weil das Einkommen der pflegebedürftigen Person zur Zahlung der Pflegeheimkosten nicht ausreicht, prüft die Behörde, ob andere Personen zur Leistung verpflichtet sind und von diesen die Rückerstattung der Kosten verlangt werden kann. In diesem Fall ist der sogenannte Elternunterhalt von Bedeutung. Kinder müssen sich ab einem Jahresbruttoeinkommen von 100.000 Euro an den Pflegekosten der Eltern beteiligen. Und unter Umständen kann auch der Ehepartner, der nicht im Heim untergebracht ist, zur Deckung der offenen Pflegekosten herangezogen werden. → Seite 103, 107

Kann das Sozialamt Schenkungen der pflegebedürftigen Person zur Deckung der Heimkosten rückgängig machen?

Schenkungen können grundsätzlich wegen Verarmung des Schenkers oder der Schenkerin zurückgefordert werden. Den Rückforderungsanspruch kann auch das Sozialamt geltend machen, wenn es Sozialleistungen für die pflegebedürftige Person erbracht hat und seit der Schenkung noch keine zehn Jahre vergangen sind. Allerdings muss die Behörde familiäre und soziale Belange berücksichtigen. So kann die Behörde davon absehen, den Anspruch auf Rückforderung der Schenkung selbst geltend zu machen, wenn auch für die Beschenkte oder den Beschenkten eine besondere Härte vorliegt. → Seite 124

Welche Rechte hat der Bewohner oder die Bewohnerin bei mangelhaften Pflege- und Betreuungsleistungen des Heims?

Leistungsmängel sind sowohl bei der Wohnsituation als auch bei Pflege- und Betreuungsleistungen möglich. Wenn die vereinbarten Leistungen Mängel aufweisen, kann der Heimbewohner oder die Heimbewohnerin bis zu sechs Monate rückwirkend eine angemessene Kürzung des vereinbarten Entgelts verlangen. Für die Höhe des Kürzungsbetrags ist maßgebend, in welchem Maß er oder sie durch die mangelhafte Leistung konkret in der Nutzung des Wohnraums und – bei Pflege- und Betreuungsmängeln – in der Lebensführung beeinträchtigt ist. Unter Umständen ist das Heimunternehmen dem Heimbewohner oder der Heimbewohnerin schadensersatzpflichtig, wenn ihm oder ihr durch die Verletzung einer Leistungspflicht ein materieller Schaden entsteht. → Seite 142

Welche Möglichkeiten hat der Bewohner oder die Bewohnerin, wenn er oder sie den Heimvertrag kündigen will?

Weil dem Heimbewohner eine Art Probewohnen ohne großes Risiko ermöglicht werden soll, kann er den Heimvertrag innerhalb von zwei Wochen nach Beginn des Vertragsverhältnisses jederzeit ohne Einhaltung einer Frist kündigen. Der Heimbewohner oder die Heimbewohnerin kann den Heimvertrag jederzeit ordentlich kündigen. Das Kündigungsschreiben muss bis zum dritten Werktag eines Monats beim Heimunternehmen eingegangen sein, wenn das Vertragsverhältnis zum Ende des Monats beendet werden soll. Der Heimbewohner oder die Heimbewohnerin kann den Vertrag fristlos kündigen, wenn ein schwerwiegender Grund vorliegt und ihm oder ihr nicht zugemutet werden kann, das Vertragsverhältnis bis zum Ablauf der ordentlichen Kündigungsfrist fortzusetzen. Und ein Sonderkündigungsrecht steht der Heimbewohnerin oder dem Heimbewohner zu, wenn das Heim das vereinbarte Entgelt erhöhen will. → Seite 158

Darf das Heimunternehmen dem Bewohner oder der Bewohnerin kündigen?

Dem Heimunternehmen steht im Gegensetz zur Heimbewohnerin oder zum Heimbewohner kein ordentliches Kündigungsrecht zu. Und aus wichtigem Grund kann es nur in Ausnahmefällen kündigen. Das ist beispielsweise der Fall, wenn das Heimunternehmen den Betrieb einstellt, also das Pflegeheim geschlossen wird, oder wenn der Betrieb wesentlich eingeschränkt oder in seiner Art verändert wird und die Fortsetzung des Vertrags für das Unternehmen eine unzumutbare Härte bedeuten würde. Eine Kündigung durch das Heimunternehmen kommt auch dann in Betracht, wenn der Heimbewohner seine vertraglichen Pflichten schuldhaft so grob verletzt, dass dem Heim die Fortsetzung des Vertrags nicht mehr zugemutet werden kann, oder der Heimbewohner in Zahlungsverzug gerät.
→ Seite 161

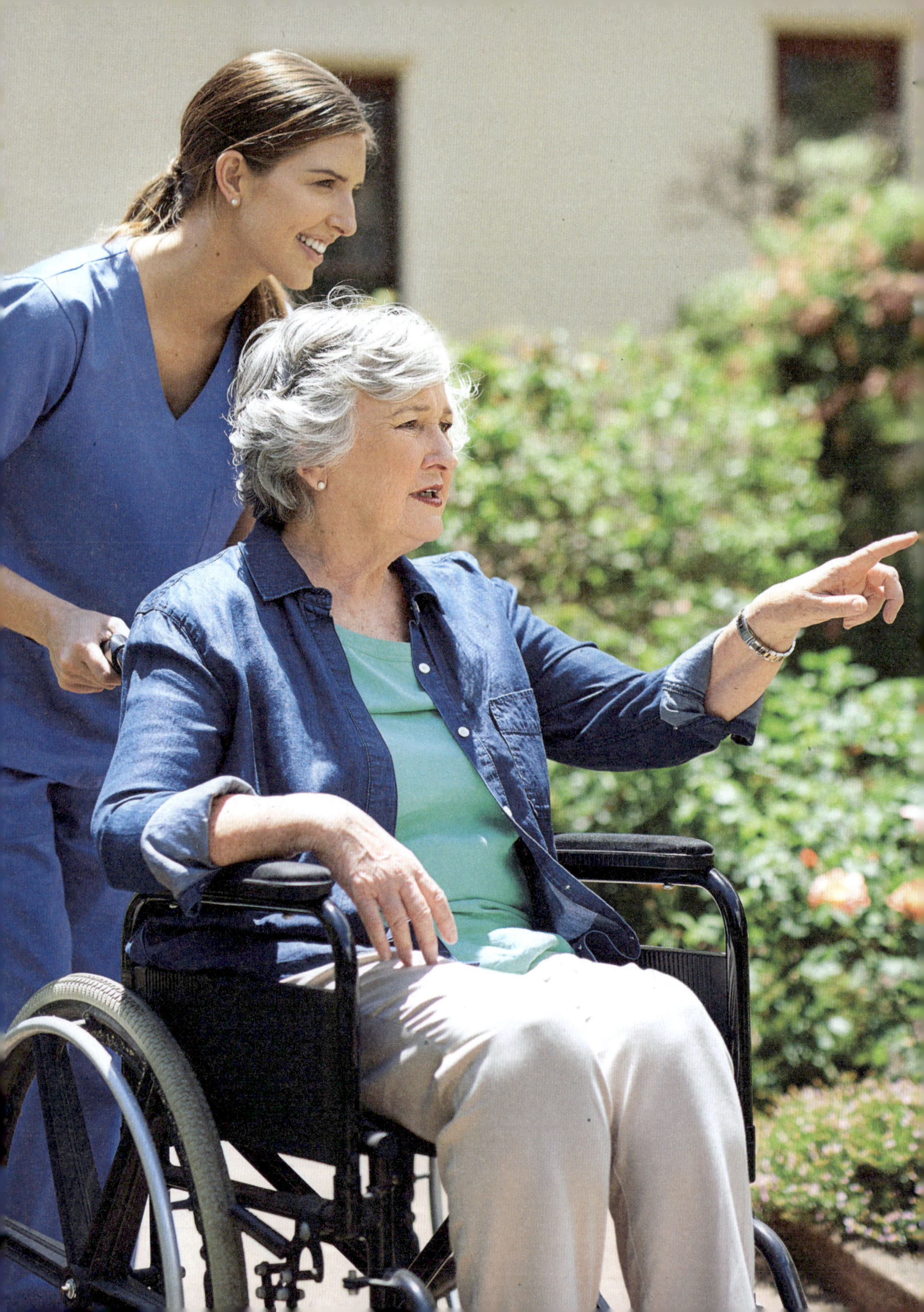

Pflegeheim finden

Die meisten pflegebedürftigen Personen möchten so lange wie möglich in der eigenen Wohnung leben. Aber in vielen Fällen reicht ab einem gewissen Zeitpunkt die häusliche Pflege nicht mehr aus oder kann von den Angehörigen auch mit Unterstützung eines ambulanten Pflegedienstes nicht mehr geleistet werden. Dann muss die pflegebedürftige Person in einem Heim vollstationär gepflegt und versorgt werden. Wichtig ist dann zunächst, das richtige Heim zu finden.

Wann ist eine vollstationäre Pflege möglich?

Im Zusammenhang mit der Frage, ob eine vollstationäre Pflege und Betreuung eines pflegebedürftigen Menschen sinnvoll und erforderlich ist, sind folgende Punkte zu beachten:

- → der Umfang des Pflegebedarfs,
- → die sozialversicherungsrechtlichen Voraussetzungen, die erfüllt sein müssen, wenn Leistungen der Pflegeversicherung in Anspruch genommen werden sollen,
- → der gesetzlich verankerte Grundsatz des „Vorrangs der häuslichen Pflege" und die damit verbundenen geringeren Pflegeleistungen gegenüber ambulanten Hilfen. Die Pflegeversicherung unterstützt mit ihren Leistungen vorrangig die häusliche Pflege und die Pflegebereitschaft von Angehörigen und Nachbarn, damit der pflegebedürftige Mensch möglichst lange in seiner häuslichen Umgebung bleiben kann.

Pflegebedürftigkeit

Voraussetzung für eine vollstationäre Pflege in einem Heim ist, dass Pflegebedürftigkeit vorliegt. Das ist bei Personen der Fall, die in ihrer Selbstständigkeit oder in ihren Fähigkeiten gesundheitlich bedingt beeinträchtigt sind und deshalb Hilfe von anderen benötigen. Es muss sich um Personen handeln, die körperliche, kognitive oder psychische Beeinträchtigungen oder gesundheitlich bedingte Belastungen oder Anforderungen nicht selbstständig ausgleichen oder bewältigen können. Die Pflegebedürftigkeit muss auf Dauer, voraussichtlich für mindestens sechs Monate, und mit mindestens einer bestimmten Schwere bestehen.

Oftmals merken betroffene Personen, dass der Hilfebedarf zunimmt. Sie zögern aber, einen Antrag auf Pflegeleistungen zu stellen. Denn davor muss der Medizinische Dienst kommen und die Pflegebedürftigkeit feststellen. Davor scheuen viele Menschen zurück. Dennoch ist es wichtig, einen solchen Antrag zu stellen, denn ohne Antrag leistet die Pflegeversicherung nicht. Gesetzlich Versicherte müssen den Antrag bei der Pflegekasse stellen. Diese befindet sich bei der Krankenkasse. Privat Versicherte müssen bei ihrem privaten Versicherungsunternehmen den Antrag stellen. Mit dem Antrag beginnt das Verfahren zur Feststellung der Pflegebedürftigkeit und des Pflegegrads.

BEISPIEL

Musterbrief: Antrag auf Pflegeleistungen

(Betreff:) **Antrag auf Pflegeleistungen/ Einstufung in den Pflegegrad**
Versichertennummer: (Diese finden Sie auf Ihrer Versichertenkarte)

Sehr geehrte Damen und Herren,
ich beantrage Leistungen aus der Pflegeversicherung und Einstufung in einen Pflegegrad. Zur Feststellung des Pflegegrads bitte ich um eine kurzfristige Begutachtung. Bitte lassen Sie mir alle notwendigen Formulare zukommen.
Bitte bestätigen Sie mir den Eingang dieses Schreibens.
(Unterschrift)

Grundsätzlich müssen Pflegeleistungen und die Feststellung eines Pflegegrads vom Versicherten selbst beantragt werden. Dritte, beispielsweise pflegende Angehörige, können nur dann den Antrag stellen, wenn sie vom Pflegebedürftigen ausdrücklich bevollmächtigt wurden. Steht die pflegebedürftige Person unter rechtlicher Betreuung, kann der Antrag auf Pflegeleistungen vom Betreuer gestellt werden.

Für den Antrag auf Pflegeleistungen ist gesetzlich keine Form vorgeschrieben. Es genügt also auch ein Anruf bei der Pflegekasse. Unabhängig davon sollten Sie den Antrag schriftlich einreichen. Denn dann können Sie nachweisen, dass Sie Leistungen beantragt haben. Immer mehr Pflegekassen ermöglichen auch, dass ein solcher Antrag auf der App der Pflegekasse gestellt wird.

Es ist ausreichend, wenn sich der Pflegebedürftige im formlosen Erstantrag darauf beschränkt, „Leistungen der Pflegeversicherung“ oder die „Feststellung eines Pflegegrads“ zu beantragen. Erst später muss er sich festlegen, welche der verschiedenen Pflegeleistungen er in Anspruch nehmen will.

→ TIPP

Der Antrag auf Pflegeleistungen sollte möglichst schnell bei der Pflegekasse gestellt werden. Wer zu lange wartet, verschenkt möglicherweise Geld. Denn Pflegeleistungen werden grundsätzlich erst ab Antragstellung, frühestens jedoch von dem Zeitpunkt an gewährt, in dem Pflegebedürftigkeit vorliegt und vom Medizinischen Dienst ein Pflegegrad festgestellt worden ist. War der oder die Versicherte bereits vor der Antragstellung pflegebedürftig und wird der Antrag erst später als einen Monat nach dem Eintritt der Pflegebedürftigkeit gestellt, so beginnen die Leistungen am Anfang des Antragsmonats.

In einem zweiten Schritt müssen Sie dann ein Antragsformular ausfüllen. Dieses übersendet Ihnen die Pflegekasse, sobald der Antrag eingeht. Das Formular kann bei vielen Pflegekassen auch im Internet heruntergeladen werden.

→ TIPP

Wenn Sie bereits in einen Pflegegrad eingestuft sind und sich Ihr Gesundheitszustand und damit der Pflegebedarf geändert hat, sollten Sie bei der Pflegekasse einen Antrag auf Höherstufung des Pflegegrads stellen. Das Vorgehen ist ähnlich wie beim Erstantrag. Die Pflegekasse wird Ihnen ein entsprechendes Formular zusenden und den Medizinischen Dienst mit der Erstellung eines neuen Pflegegutachtens beauftragen.

Das Verfahren zur Feststellung der Pflegebedürftigkeit gilt auch dann, wenn diese bereits festgestellt wurde, die pflegebedürftige Person aber mehr Pflege, Unterstützung oder Betreuung benötigt und deshalb in einen höheren Pflegegrad eingestuft werden möchte. Entsprechende Hinweise auf einen höheren Pflegeaufwand erfolgen bei häuslicher Pflege häufig durch den ambulanten Pflegedienst.

BEISPIEL

Musterbrief: Antrag auf Erhöhung des Pflegegrads

(Betreff:) **Antrag auf Erhöhung des Pflegegrads**
Versichertennummer: (Diese finden Sie auf Ihrer Versichertenkarte)

Sehr geehrte Damen und Herren,
hiermit beantrage ich einen höheren Pflegegrad. Wegen zunehmender gesundheitlicher Beeinträchtigungen meiner Selbstständigkeit und Fähigkeiten seit der letzten Begutachtung bin ich auf weitere Hilfen angewiesen. Zur Feststellung des Pflegegrads bitte ich um eine kurzfristige Begutachtung. Bitte lassen Sie mir alle notwendigen Formulare zukommen.
Bitte bestätigen Sie mir den Eingang dieses Schreibens.
(Unterschrift)

Sobald der Antrag auf Pflegeleistungen bei der Pflegekasse eingegangen ist, beauftragt diese den Medizinischen Dienst, ein Gutachten zu erstellen, um die Pflegebedürftigkeit und den Pflegebedarf zu ermitteln. Der Gutachter oder die Gutachterin hat die Aufgabe, durch eine Untersuchung der antragstellenden Person die Beeinträchtigungen der Selbstständigkeit oder der Fähigkeiten und die voraussichtliche Dauer der Pflegebedürftigkeit zu ermitteln. Er oder sie stellt Fragen zum Befinden und zum Unterstützungsbedarf. Die Pflegebedürftigkeit prüft er oder sie anhand eines standardisierten Fragebogens und bekommt so Informationen, um den Grad der Selbstständigkeit, Einschränkungen und Besonderheiten festzustellen. Es folgt eine körperliche Untersuchung, bei der unter Umständen ein Entkleiden bis auf die Unterwäsche notwendig ist. Je nach Fragestellung führt der Gutachter oder die Gutachterin auch eine psychologische Untersuchung durch.

Pflegegrad

In welchem Umfang Anspruch auf Leistungen der Pflegeversicherung besteht, bestimmt sich danach, in welchen Pflegegrad der oder die Pflegebedürftige eingestuft ist. Die Einstufung in einen Pflegegrad ist abhängig davon, wie schwer die Person in ihrer Selbstständigkeit oder ihren Fähigkeiten beeinträchtigt ist. Dazu begutachtet der Medizinische Dienst, was der oder die Pflegebedürftige noch kann. Entscheidend für die Einstufung in einen Pflegegrad ist der gesamtheitliche Eindruck der Person. Erfasst wird der Grad der Selbstständigkeit bei Aktivitäten in bestimmten pflegerelevanten Bereichen, sogenannten Modulen. Es werden nach Schwere der Beeinträchtigung

Punkte vergeben. Anhand einer Skala von 0 bis 100 gewichteten Punkten wird dann der Pflegegrad ermittelt. Auf der Grundlage dieser Punkte erfolgt die Einteilung des oder der Pflegebedürftigen in einen der fünf Pflegegrade.

Innerhalb eines Moduls werden die einzelnen Kriterien mit Einzelpunkten bewertet. Danach werden die Gesamtpunkte jedes Moduls ermittelt und die jeweiligen Gesamtpunkte innerhalb aller Module gewichtet. Auf der Grundlage der danach ermittelten Gesamtpunktzahl erfolgt dann die Einstufung in den jeweiligen Pflegegrad.

Um festzustellen, wie selbstständig die pflegebedürftige Person ist, prüft der Gutachter oder die Gutachterin folgende sechs Lebensbereiche:

→ **Modul 1: Mobilität.** Der Gutachter prüft, ob die Person in der Lage ist, ohne Unterstützung einer anderen Person eine Körperhaltung einzunehmen oder zu wechseln und sich fortzubewegen. Beurteilt werden Aspekte wie Körperkraft, Balance, Bewegungskoordination. Es wird beispielsweise geschaut, ob und wie die Person im Bett Positionen wechseln, eine stabile Sitzposition halten, sich innerhalb des Wohnbereichs fortbewegen oder Treppen steigen kann.

→ **Modul 2: kognitive und kommunikative Fähigkeiten.** Der Gutachter prüft, wie gut sich der oder die Betroffene im Alltag orientieren und beteiligen sowie Entscheidungen treffen und steuern kann. Hier liegt der Fokus darauf, ob er oder sie beispielsweise Personen aus dem näheren Umfeld erkennen kann, örtlich und zeitlich orientiert ist, sich an wesentliche Ereignisse oder Beobachtungen erinnern, Sachverhalte verstehen, Risiken und Gefahren erkennen sowie elementare Bedürfnisse wie Hunger oder Durst mitteilen kann.

→ **Modul 3: Verhaltensweisen und psychische Problemlagen.** Der Gutachter prüft, inwieweit die Person ihr Verhalten ohne personelle Unterstützung steuern kann. Konkret geht es beispielsweise um folgende Kriterien: nächtliche Unruhe, Beschädigen von Gegenständen, physisch aggressives Verhalten gegenüber anderen Personen, verbale Aggression, Wahnvorstellungen oder Antriebslosigkeit bei depressiver Stimmungslage.

→ **Modul 4: Selbstversorgung.** In diesem Bereich geht es um Themen der Grundpflege, also Waschen, Zahnpflege, An- und Auskleiden, zur Toilette gehen, Essen und Trinken. Daneben geht es um Besonderheiten wie die künstliche Ernährung über eine Sonde oder Infusion, die Blasen- und Darmkontrolle und um die Folgen einer Harn- oder Stuhlinkontinenz.

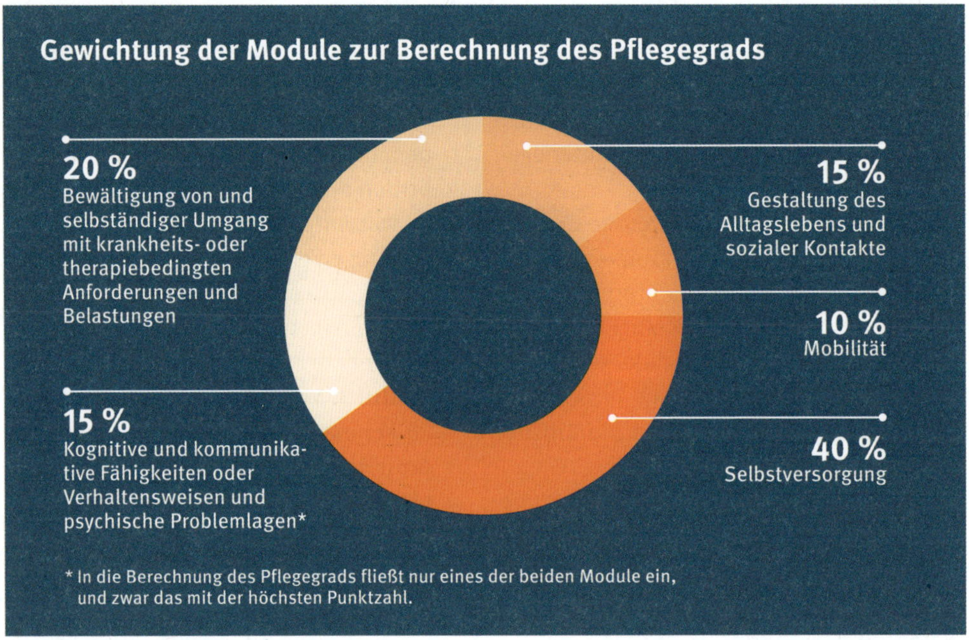

→ **Modul 5: Bewältigung von und selbstständiger Umgang mit krankheits- oder therapiebedingten Anforderungen und Belastungen.** In diesem Bereich geht es um die Durchführung ärztlich verordneter Maßnahmen, die gezielt auf eine bestehende Krankheit ausgerichtet und mindestens sechs Monate erforderlich sind. Maßgebend ist, ob die Person die jeweilige Aktivität – zum Beispiel Medikation, Versorgung intravenöser Zugänge, Verbandswechsel und Wundversorgung – praktisch durchführen kann.

→ **Modul 6: Gestaltung des Alltagslebens und sozialer Kontakte.** In diesem Zusammenhang wird festgestellt, ob die Person individuell und bewusst ihren Tagesablauf gestalten kann – also zum Beispiel einen Tag-Nacht-Rhythmus einhalten, sich in der Freizeit beschäftigen oder in die Zukunft planen kann. Außerdem wird geschaut, ob sie in der Lage ist, mit Menschen in ihrem

Überblick über die fünf Pflegegrade

PFLEGEGRAD	EINSCHÄTZUNG	GEWICHTETE PUNKTE
Pflegegrad 1	geringe Beeinträchtigungen der Selbstständigkeit oder der Fähigkeiten	ab 12,5 bis unter 27 Gesamtpunkte
Pflegegrad 2	erhebliche Beeinträchtigungen der Selbstständigkeit oder der Fähigkeiten	ab 27 bis unter 47,5 Gesamtpunkte
Pflegegrad 3	schwere Beeinträchtigungen der Selbstständigkeit oder der Fähigkeiten	ab 47,5 bis unter 70 Gesamtpunkte
Pflegegrad 4	schwerste Beeinträchtigungen der Selbstständigkeit oder Fähigkeiten	ab 70 bis unter 90 Gesamtpunkte
Pflegegrad 5	schwerste Beeinträchtigungen der Selbstständigkeit oder der Fähigkeiten mit besonderen Anforderungen an die pflegerische Versorgung	ab 90 bis 100 Gesamtpunkte

unmittelbaren Umfeld oder außerhalb des direkten Umfelds Kontakt aufzunehmen, das heißt, ob sie die Pflegeperson ansprechen und zum Beispiel per Telefon kommunizieren kann.

Die auf der Grundlage der Begutachtung festgestellten Einzelpunkte werden für jeden Lebensbereich (Modul) zusammengezählt. Die Gesamtpunktzahl und damit der Grad der Pflegebedürftigkeit (Pflegegrad) ergibt sich allerdings nicht einfach durch die Summierung aller Gesamtpunktzahlen in den Modulen. Vielmehr erhält jedes Modul eine Gewichtung. Hintergrund ist, dass sich Einschränkungen in manchen Bereichen mehr auf die Pflegebedürftigkeit auswirken als andere. Deshalb erhalten diese Bereiche im Gesamtergebnis mehr Gewicht.

Aus den gewichteten Punkten aller Module wird durch Addition ein Gesamtpunktwert gebildet, der die Grundlage für die Einordnung des oder der Pflegebedürftigen in einen der fünf Pflegegrade bildet. Die Pflegegrade zeigen die Schwere der Beeinträchtigungen der Selbstständigkeit oder der Fähigkeiten der pflegebedürftigen Person. Pflegebedürftigkeit liegt vor, wenn der Gesamtpunktwert mindestens 12,5 Punkte beträgt. Bis 12,5 Punkte wird kein Pflegegrad vergeben.

Pflegebescheid

Das Ergebnis der Begutachtung teilt der Gutachter oder die Gutachterin als Empfehlung der Pflegekasse mit. Das Gutachten dient der Pflegekasse als Grundlage für ihre Entscheidung über den Pflegeantrag des oder der Pflegebedürftigen. Wenn diese Entscheidung Ihren Vorstellungen entspricht, brauchen Sie gar nichts zu unternehmen. Denken Sie dann aber daran, die Leistungen zu beantragen, die Sie brauchen. Falls Sie Unterstützung benötigen, sollten Sie die Pflegeberatung aufsuchen. Sind Sie mit der Entscheidung der Pflegekasse nicht einverstanden, können Sie mit einem Widerspruch gegen den Pflegebescheid vorgehen. Diesen müssen Sie innerhalb eines Monats bei der Pflegekasse einlegen. Sollte dies nicht zum Ziel führen, können Sie innerhalb eines Monats Klage einreichen.

Sozialversicherungsrechtliche Voraussetzungen

Der Anspruch auf Leistungen der Pflegeversicherung setzt voraus, dass die pflegebedürftige Person bei der Pflegekasse in den letzten zehn Jahren vor der Antragstellung mindestens zwei Jahre als Mitglied versichert war. Diese Zeit der Versicherung vor Eintritt der Pflegebedürftigkeit und der Antragstellung wird als Vorversicherungszeit bezeichnet.

Als Vorversicherungszeit werden Zeiten der Versicherungspflicht als Mitglied in der sozialen Pflegeversicherung, Familienversicherung und – unabhängig vom Krankenversicherungsschutz – eine freiwillige Weiterversicherung in der sozialen Pflegeversicherung berücksichtigt.

Maßgebend für die Zehnjahresfrist ist nicht das Datum, ab dem Pflegebedürftigkeit tatsächlich festgestellt wird. Vielmehr kommt es bezüglich der Vorversicherungszeit auf das Antragsdatum an. Das heißt, Sie können den Antrag erneut stellen, wenn die versicherungsrechtlichen Voraussetzungen zunächst nicht, aber zu einem späteren Zeitpunkt vorliegen.

Vorrang der häuslichen Pflege

Stellt der Medizinische Dienst im Rahmen der Begutachtung fest, dass die häusliche Pflege nicht in geeigneter Weise sichergestellt werden kann, wird er bei der Pflege durch Angehörige empfehlen, dass gegebenenfalls professionelle häusliche Pflege in Anspruch genommen wird. In Betracht kommen entweder die kombinierte Geld- und Sachleistung oder die alleinige Sachleistung. Vollstationäre Pflege ist insbesondere dann notwendig oder sinnvoll, wenn

→ eine Pflegeperson fehlt oder mögliche Pflegepersonen nicht bereit sind, den Pflegebedürftigen oder die Pflegedürftige zu pflegen,

- Pflegepersonen überfordert sind oder eine Überforderung droht,
- der oder die Pflegebedürftige vernachlässigt wird oder eine Verwahrlosung droht, zum Beispiel durch Vernachlässigung der Körperpflege, unregelmäßige oder nicht ausreichende Einnahme von Mahlzeiten,
- die räumlichen Gegebenheiten im häuslichen Bereich keine häusliche Pflege ermöglichen und auch nicht durch Maßnahmen wie Umbauten verbessert werden können. Ein wesentliches Hindernis für die häusliche Pflege kann zum Beispiel sein, dass die Toilette und das Bad außerhalb der Wohnung liegen oder die Wohnung wegen zu schmaler Türen mit einem Rollstuhl nicht zugänglich ist.

Gleichwohl besteht der Anspruch auf vollstationäre Pflege jedoch unabhängig davon, ob häusliche oder teilstationäre Pflege möglich ist. Schließlich ist gesetzlich verankert, dass für die Gestaltung der Hilfe auch der Wunsch des oder der Pflegebedürftigen maßgeblich ist. Die pflegebedürftige Person kann also auch entscheiden, anstelle in häuslicher Pflege in vollstationärer Pflege gepflegt zu werden. Dies kommt nicht zuletzt dann in Betracht, wenn die Angehörigen die häusliche Pflege ablehnen.

→ TIPP

Der gesetzliche Anspruch auf vollstationäre Pflege besteht seit 2017 unabhängig von der medizinischen Notwendigkeit. Bedürftige haben abseits der Prüfung, ob eine häusliche oder teilstationäre Pflege möglich wäre, einen gesetzlichen Rechtsanspruch auf vollstationäre Pflege. Wählt die oder der Betroffene allerdings vollstationäre Pflege, obwohl diese nach Feststellung der Pflegekasse nicht erforderlich ist, muss sie oder er mit einer Begrenzung der Pflegeleistungen rechnen. Pflegebedürftige der Pflegegrade 2 bis 5 erhalten nur den auf ihren jeweiligen Pflegegrad bezogenen pauschalen Leistungsbetrag und einen Leistungszuschlag (→ Seite 74, 97). Und bei Pflegebedürftigen des Pflegegrads 1 gewährt die Pflegekasse nur einen Zuschuss von 131 Euro monatlich.

Welche Vor- und Nachteile hat die Pflege im Heim gegenüber der häuslichen Pflege?

Wenn eine Person pflegebedürftig ist, muss sie gemeinsam mit ihren Angehörigen überlegen, welche Form der Pflege sie wünscht und welche Pflege machbar ist.

Nicht selten glauben Menschen, die sich nahestehen, genau zu wissen, was die oder der andere möchte. Allerdings haben sie darüber noch nie gesprochen. Angehörige planen und organisieren, um es anderen recht zu machen, und erreichen manchmal gerade das Gegenteil. Auch bei der Pflege wird so manches Bedürfnis von den Angehörigen falsch eingeschätzt.

Wenn alle Beteiligten offen miteinander reden, lassen sich solche Missverständnisse meist schnell klären und beheben. Der oder die Pflegebedürftige sollte unbedingt gefragt werden, wie er oder sie sich seine oder ihre Versorgung und Betreuung vorstellt. So gut Sie es als Angehörige bei der Pflege auch meinen, in erster Linie sollten Sie sich an den Wünschen und Vorstellungen des oder der Pflegebedürftigen orientieren. Auch wenn Sie nicht jeden Wunsch erfüllen können, wissen Sie nach dem Gespräch mit dem oder der Pflegebedürftigen zumindest, woran Sie sind.

Die Frage, ob die Pflege zu Hause oder vollstationär in einem Heim erfolgen soll, will gut überlegt sein. Beide Pflegeformen haben ihre Vor- und Nachteile.

Vorteile der häuslichen Pflege

Die oder der Pflegebedürftige bleibt im vertrauten familiären Umfeld und wohnt weiterhin in den eigenen vier Wänden. Es besteht die Möglichkeit, die persönliche Pflege der (Familien-)Angehörigen durch eine professionelle Pflege eines ambulanten Pflegedienstes zu ergänzen. Die oder der Pflegebedürftige hat feste Bezugspersonen, seien es Familienangehörige oder Pflegepersonen des ambulanten Pflegedienstes. Die häusliche Pflege ist oft finanziell günstiger als die in einer stationären Einrichtung. Bei der Pflege zu Hause können die Wünsche der oder des Pflegebedürftigen individueller berücksichtigt werden.

Nachteile der häuslichen Pflege

Häufig ist es für pflegende Angehörige schwierig, die notwendige Zeit für die Pflege aufzubringen, insbesondere Beruf und die eigene Familie mit der Pflege zu vereinbaren. Dies ist vor allem dann der Fall, wenn Rund-um-die-Uhr-Betreuung notwendig ist. Pflegende Angehörige können fachlich überfordert sein, weil sie keine pflegerische Ausbildung haben. Sie können körperlich und psychisch überlastet sein, weil sie perma-

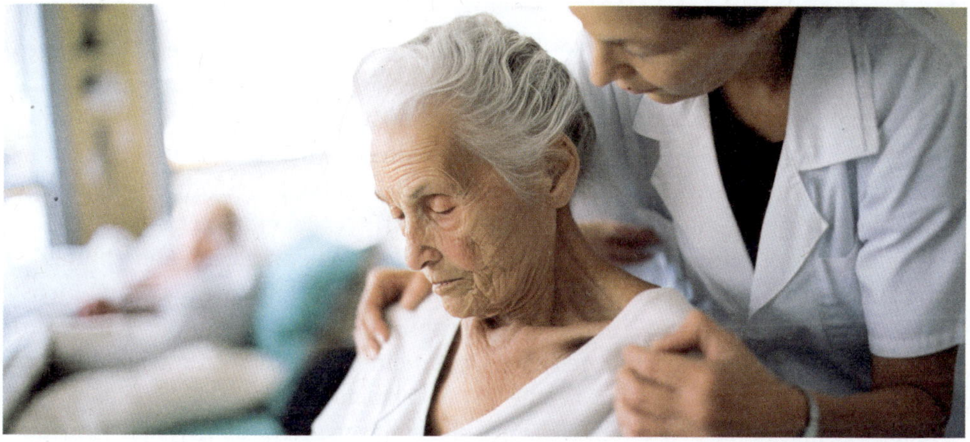

nent verfügbar sein müssen. Auf der anderen Seite kann dem oder der Pflegebedürftigen die Pflege durch nahe Angehörige unangenehm sein. So findet es der Vater möglicherweise beschämend, bei der Intimpflege auf die Tochter angewiesen zu sein.

Vorteile der Pflege im Heim

Durch die Pflege im Heim wird die Familie des oder der Pflegebedürftigen entlastet. Angehörige haben mehr Möglichkeiten, auf angenehme Weise Zeit mit dem oder der Pflegebedürftigen zu verbringen, anstatt sich um die reine Pflege kümmern zu müssen. Der oder die Pflegebedürftige wird medizinisch und pflegerisch professionell betreut. Im Heim ist eine Rund-um-die-Uhr-Pflege gewährleistet. Auch im Notfall kann schnelle Hilfe geleistet werden. Barrierefreies Wohnen ist im Pflegeheim meist besser gewährleistet als in der eigenen Wohnung. In einem guten Heim werden die sozialen Kontakte des oder der Pflegebedürftigen durch verschiedene Freizeitaktivitäten gefördert.

Nachteile der Pflege im Heim

Für die pflegebedürftige Person ist das Heim eine neue, ungewohnte Umgebung. Eine individuelle Pflege ist nur bedingt möglich. Sowohl bei der oder dem Pflegebedürftigen als auch bei den Angehörigen kann das Gefühl entstehen, dass die pflegebedürftige Person „abgeschoben" wurde. Die oder der Pflegebedürftige hat fast ausschließlich Umgang mit anderen pflegebedürftigen Menschen. Die Pflege im Heim ist regelmäßig teurer als die häusliche Pflege.

Wo findet vollstationäre Pflege statt?

Vollstationäre Leistungen werden in Pflegeheimen erbracht, in denen der oder die Pflegebedürftige den eigenen Haushalt aufgibt und in der Pflegeeinrichtung rund um die Uhr betreut wird. Stationäre Pflegeeinrichtungen müssen wirtschaftlich selbstständig arbeiten. Die Pflege muss unter der ständigen Verantwortung einer ausgebildeten Pflegefachkraft erfolgen und der oder die Pflegebedürftige muss ganztägig untergebracht und verpflegt werden.

Als Pflegeeinrichtung gilt eine stationäre Einrichtung ihrem Leistungszweck nach nur dann, wenn die Pflege im Sinne der sozialen oder privaten Pflegeversicherung im Vordergrund steht. Keine Pflegeeinrichtungen sind deshalb unter anderem stationäre Einrichtungen, in denen die Leistungen zur medizinischen Vorsorge, zur medizinischen Rehabilitation, zur Teilhabe am Arbeitsleben, zur Teilhabe an Bildung oder zur sozialen Teilhabe, die schulische Ausbildung oder die Erziehung kranker Menschen oder von Menschen mit Behinderungen im Vordergrund des Zwecks der Einrichtung stehen, ferner Krankenhäuser.

Pflegekassen dürfen Leistungen der stationären Pflege nur für Pflegeeinrichtungen gewähren, mit denen ein Versorgungsvertrag besteht. Partner des Versorgungsvertrags sind die Träger der Pflegeeinrichtung und die Landesverbände der Pflegekassen. Im Versorgungsvertrag werden Art, Inhalt und Umfang der allgemeinen Pflegeleistungen festgelegt, die von der Pflegeeinrichtung während der Dauer des Vertrags für die Pflegebedürftigen zu erbringen sind. Zwischen den Pflegekassen und den Einrichtungsbetreibern werden also die Sach- und Dienstleistungen geregelt, auf die die Pflegebedürftigen einen gesetzlichen Anspruch haben. Der Versorgungsvertrag ist vom Heimvertrag abzugrenzen. Der Heimvertrag wird zwischen dem oder der Pflegebedürftigen und dem Heimunternehmen abgeschlossen und regelt die Rechte und Pflichten des Heimunternehmens und des Bewohners oder der Bewohnerin.

Kann der oder die Pflegebedürftige selbst das Pflegeheim auswählen?

Grundsätzlich kann der oder die Pflegebedürftige selbst entscheiden, wie und von wem er oder sie gepflegt werden will. Dieses Wahlrecht ist eine wesentliche Voraussetzung zur Führung eines menschenwürdigen Lebens.

Die pflegebedürftige Person kann daher zwischen Einrichtungen und Diensten verschiedener Träger wählen. Ihren Wünschen

> **GUT ZU WISSEN**
>
> Auf ihr Wunsch- und Wahlrecht muss die pflegebedürftige Person von der Pflegekasse ausdrücklich hingewiesen werden. Dabei handelt es sich um eine besondere Form der allgemeinen Aufklärungs- und Beratungspflicht der Pflegekasse, die gesetzlich verankert ist.

zur Gestaltung der Hilfe soll, soweit sie angemessen sind, im Rahmen des Leistungsrechts entsprochen werden.

- Bei den Leistungsarten bezieht sich das Wahlrecht auf die häusliche, teilstationäre oder stationäre Pflege. Die frühere Beschränkung, dass vollstationäre Pflege nur in vollem Umfang gewährt wird, wenn ambulante oder teilstationäre Pflege nicht mehr ausreichen, gilt nicht mehr.
- Die pflegebedürftige Person, die stationär gepflegt werden möchte, hat das Recht, selbst zu entscheiden, in welchem Heim sie gepflegt werden möchte. Nicht zulässig ist es also, dass die Pflegekasse ohne vorherige Nachfrage dem oder der Pflegebedürftigen eine bestimmte Pflegeeinrichtung zuweist. Allerdings kann die pflegebedürftige Person nur zugelassene Einrichtungen wählen.

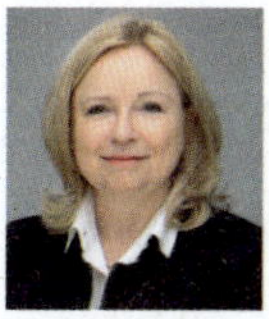

Felizitas Bellendorf ist Referentin für den Pflegemarkt bei der Verbraucherzentrale NRW

„Es ist sehr wichtig, aber leider oft tabu, gemeinsam in der Familie und mit den unterstützenden Menschen darüber zu sprechen, wie man einmal versorgt werden möchte. Dazu gehört auch, über ein mögliches Pflegeheim zu sprechen. Vielleicht haben Sie bei Besuchen oder Festen oder im Rahmen der Kurzzeitpflege ein Haus kennengelernt, in das Sie gerne später einziehen möchten? Solche Wünsche sollten natürlich berücksichtigt werden."

Um das Wahlrecht der oder des Pflegebedürftigen sicherzustellen, muss die betroffene Person die Angebote kennen. Um dies zu gewährleisten, muss die Pflegekasse ihr auf Anforderung innerhalb kürzester Zeit eine Leistungs- und Preisvergleichsliste der im maßgeblichen Einzugsbereich zugelassenen Pflegeeinrichtungen zukommen lassen. Die Liste muss Angaben zu Art, Inhalt und Umfang von Angeboten und deren Kosten in einer Form enthalten, die einen regionalen Preis-Leistungs-Vergleich ermöglichen. Die Verpflichtung der Pflegekasse, der oder dem Pflegebedürftigen eine Leistungs- und Preisvergleichsliste zu übermitteln, besteht bereits nach dem Eingang des Leistungsantrags der oder des Betroffenen und nicht erst nach Erteilung des Leistungsbescheids.

Unter Umständen ist das Recht der pflegebedürftigen Person, das Pflegeheim selbst auszuwählen, beschränkt:

- Bei einer pflegebedürftigen Person, bei der die Heimkosten teilweise mit Mitteln der Sozialhilfe finanziert werden müssen, wird ihr Wunsch auf Betreuung in einem bestimmten Heim insbesondere dann beschränkt, wenn unverhältnismäßige Mehrkosten entstehen. Mehr dazu erfahren Sie im nächsten Unterkapitel.
- Grundsätzlich ist die Auswahl des Pflegeheims auch dann Sache der pflegebedürftigen Person, wenn Personen, die ihr gegenüber unterhaltspflichtig sind (zum Beispiel Kinder gegenüber den Eltern), die Heimkosten mitfinanzieren. Unter Berücksichtigung eines gewissen Entscheidungsspielraums muss dann der pflegebedürftige Elternteil allerdings ein Heim auswählen, dessen Standard seinem bisherigen Lebensstandard entspricht. Höhere Kosten muss der oder die Unterhaltsverpflichtete nicht tragen. Die Kosten von Heimen mit gehobener Sonderausstattung können demnach nicht als Bedarf angesehen werden.

Gilt das Wunschrecht bei der Heimauswahl auch, wenn das Heim mit Sozialhilfe finanziert wird?

Mit dieser Frage müssen sich viele pflegebedürftige Menschen befassen: Einkommen und Vermögen reichen auch bei Berücksichtigung der Leistungen der Pflegekasse nicht aus, um die Pflegeheimkosten zu decken. In diesem Fall muss das Sozialamt einspringen. Dann stellt sich die Frage, ob die Behörde ein Mitspracherecht bei der Auswahl des Heims hat. Häufig bekommt ein pflegebedürftiger Sozialhilfeempfänger von der Behörde zu hören: „Für Sie kommt nur die Einrichtung XY in Betracht."

Wunsch- und Wahlrecht gilt grundsätzlich auch für Sozialhilfeempfänger

Das Sozialamt soll kraft Gesetzes Wünschen der Leistungsberechtigten, die sich auf die Gestaltung der Leistung richten, entsprechen, soweit sie angemessen sind. In unserem Fall heißt das: Dem Wunsch eines Sozialhilfeempfängers oder einer Sozialhilfeempfängerin, stationär oder teilstationär gepflegt zu werden, soll das Sozialamt nur entsprechen, wenn dies nach der Besonderheit des Einzelfalls erforderlich ist, weil anders der Bedarf nicht oder nicht ausreichend gedeckt werden kann und wenn mit der Ein-

> **GUT ZU WISSEN**
>
> Zunächst wird das Sozialamt prüfen, ob überhaupt eine stationäre Pflege notwendig ist. Nur pflegebedürftige Personen der Pflegegrade 2 bis 5 haben Anspruch auf stationäre Einrichtungen und auch nur dann, wenn häusliche oder teilstationäre Pflege nicht möglich ist oder wegen der Besonderheit des Einzelfalls nicht in Betracht kommt. Bei den Pflegegraden 4 und 5 ist grundsätzlich davon auszugehen, dass eine Heimunterbringung notwendig ist. Bei den Pflegegraden 2 und 3 nimmt das Sozialamt regelmäßig eine Einzelfallprüfung vor. Dabei werden auch die persönlichen, familiären und örtlichen Umstände berücksichtigt.

richtung entsprechende Vereinbarungen bestehen. Der Träger der Sozialhilfe soll in der Regel Wünschen nicht entsprechen, deren Erfüllung mit unverhältnismäßigen Mehrkosten verbunden wäre.

Das gesetzlich verankerte Wunsch- und Wahlrecht der oder des Pflegebedürftigen, die oder der Leistungen der Sozialhilfe in Anspruch nehmen will, setzt selbstverständlich voraus, dass diese Person einen Anspruch auf Sozialhilfe hat und unterschiedliche Handlungsalternativen – zum Beispiel ambulante oder stationäre Pflege in verschiedenen Pflegeheimen – in Betracht kommen. In diesem Fall ist das Sozialamt grundsätzlich verpflichtet, die Wünsche der Hilfeempfängerin oder des Hilfeempfängers zu berücksichtigen.

Einschränkungen des Wunsch- und Wahlrechts

Das Wunsch- und Wahlrecht eines pflegebedürftigen Sozialhilfeempfängers wird gesetzlich eingeschränkt, wobei jeweils die Besonderheiten des Einzelfalls (also die Umstände, die bei der Hilfe für eine konkrete Person von Bedeutung sind) maßgebend sind:

Zunächst einmal sind die Wünsche des oder der Pflegebedürftigen nur dann von Bedeutung, wenn sie „angemessen" sind. Das gilt sowohl im Zusammenhang mit der ambulanten als auch bei der voll- und teilstationären Pflege. Dabei hat das Sozialamt den Vorrang ambulanter Versorgung zu berücksichtigen. Wünscht der oder die Pflegebedürftige eine stationäre Pflege im Heim, muss das Sozialamt diesem Wunsch nur dann entsprechen, wenn ambulante Hilfen nicht möglich sind oder nicht ausreichen. Ist die stationäre Betreuung der pflegebedürftigen Person im Heim erforderlich, hat das Sozialamt dem Wunsch des Pflegebedürftigen auf Betreuung in einem von ihm ausgesuchten Heim grundsätzlich zu entsprechen, wenn der Wunsch „angemessen"

GUT ZU WISSEN

Wann sind Mehrkosten „unverhältnismäßig"?

Mehrkosten sind insbesondere dann nicht „unverhältnismäßig", wenn die pflegebedürftige Person eine Einrichtung wählt, mit der für das Sozialamt verbindliche Pflegesatz- oder Vergütungsvereinbarungen bestehen. In dem vom Bundessozialgericht (Aktenzeichen B 8 SO 30/16) entschiedenen Fall standen für den Betroffenen mehrere Pflegeheime mit unterschiedlichen Heimkosten zur Auswahl. Strittig war, ob das Sozialamt ihm dann vorschreiben darf, das kostengünstigste Heim zu wählen und andernfalls die Restkostenübernahme ablehnen oder begrenzen darf. Das Gericht verwies auf die gesetzliche Regelung, dass der Träger der Sozialhilfe in der Regel Wünschen des Betroffenen nicht entsprechen soll, wenn deren Erfüllung mit unverhältnismäßigen Mehrkosten verbunden wäre. Genau das sei aber nicht der Fall, wenn das ausgewählte Heim lediglich die mit den Kostenträgern vereinbarten Pflegesätze berechnet. An den Verhandlungen dazu habe der Sozialhilfeträger mitgewirkt. Deshalb sei er auch an die Ergebnisse, die dabei erzielt wurden, gebunden.

ist. Das ist beispielsweise der Fall, wenn sich die pflegebedürftige Person ein Pflegeheim wünscht, das in der Nähe des Wohnorts des im Haushalt verbleibenden Ehepartners oder des Heimplatzes naher Angehöriger liegt (LSG Berlin-Brandenburg, Aktenzeichen L 23 1083/05 SO ER).

Gesetzlich ist zudem ausdrücklich festgelegt, dass das Sozialamt in der Regel dem Wunsch nach Betreuung in einem bestimmten Heim nicht entsprechen soll, wenn die Erfüllung mit unverhältnismäßigen Mehrkosten verbunden wäre. Hintergrund dieser Einschränkung des Wunsch- und Wahlrechts ist die Tatsache, dass etwaige entstehende Mehrkosten aus öffentlichen Mitteln aufgebracht werden müssten.

Welche Formen der Pflege im Heim gibt es?

Es gibt drei Formen der Pflege in einer Pflegeeinrichtung:

→ **Vollstationäre Pflege** ist die Pflege in einem Pflegeheim, bei der pflegebedürftige Menschen rund um die Uhr eine ganzheitliche Versorgung erfahren. Sie wird dann erforderlich, wenn eine häusliche oder teilstationäre Pflege nicht möglich ist. Die ganztägige vollstationäre Pflege ist von der teilstationären Pflege und der Kurzzeitpflege im Heim zu unterscheiden. Auf diese Art der Pflege beziehen sich die meisten Kapitel in diesem Buch.

- **Teilstationäre Pflege**, meist **Tagespflege** genannt, kombiniert die häusliche und stationäre Pflege. Die pflegebedürftige Person wird in einer Pflegeeinrichtung tagsüber oder nachts betreut. Damit haben die Angehörigen die Möglichkeit, die pflegebedürftige Person zu versorgen, ohne den eigenen Alltag aufgeben zu müssen.
- **Kurzzeitpflege** ist eine vollstationäre Pflege von kurzer Dauer. Das Angebot der Kurzzeitpflege richtet sich an Pflegebedürftige, die nur für eine begrenzte Zeit auf vollstationäre Pflege angewiesen sind.

Tagespflege (teilstationäre Pflege)

Kann die häusliche Pflege nicht in ausreichendem Umfang sichergestellt werden (zum Beispiel, weil die Pflegeperson berufstätig ist) oder ist eine Ergänzung und Stärkung der häuslichen Pflege erforderlich, können Pflegebedürftige teilstationär in Einrichtungen der Tages- oder Nachtpflege betreut werden. Damit sollen die Pflegebereitschaft und die Pflegefähigkeit im häuslichen Bereich erhalten und gefördert werden.

Teilstationäre Pflege (Tagespflege) liegt vor, wenn sich pflegebedürftige Menschen nur einen Teil des Tages in einer Pflegeeinrichtung aufhalten, während sie den anderen Teil des Tages im eigenen Haushalt oder im Haushalt einer Pflegeperson verbringen, in den sie aufgenommen worden sind. In Einrichtungen der Tagespflege werden Pflegebedürftige tagsüber untergebracht und versorgt, während sie die Nacht zu Hause verbringen. Bei der Nachtpflege ist es umgekehrt. Hier wird der oder die Pflegebedürftige über Nacht in einer Pflegeeinrichtung untergebracht und versorgt, während er oder sie tagsüber häuslich gepflegt wird. Nachtpflegeplätze sind allerdings schwer zu finden, da das Angebot sehr klein ist.

Die Tagespflege und die Nachtpflege sollen pflegende Angehörige entlasten. Sie haben dadurch Zeit, eigenen Verpflichtungen nachzukommen oder auch ihre Freizeit zu genießen. Folgende Gründe können für eine Tages- oder Nachtpflege als teilstationäre Versorgung in Betracht kommen:

- Entlastung der Pflegepersonen im Laufe des Tages oder in der Nacht,
- Entlastung der Pflegepersonen in Krisenzeiten,
- Entlastung der Angehörigen, damit sie einer Berufstätigkeit nachgehen können,
- Förderung und Erhaltung der sozialen Kommunikation des oder der Pflegebedürftigen,

> **GUT ZU WISSEN**
>
> Tages- oder Nachtpflege kommt insbesondere für Pflegebedürftige in Betracht, die aufgrund körperlicher oder seelischer Beeinträchtigungen nicht in der Lage sind, während der Abwesenheit der Pflegeperson allein zu bleiben, ansonsten jedoch zu Hause versorgt werden.

- die Förderung der Fähigkeit der pflegebedürftigen Person, möglichst viele notwendige Verrichtungen (zum Beispiel die Körperpflege) selbst zu übernehmen,
- die Förderung der medizinischen Rehabilitation zur Minderung der Pflegebedürftigkeit (zum Beispiel Wiederherstellung der körperlichen Fähigkeiten nach einem Schlaganfall oder einem Herzinfarkt),
- bessere Ausstattung von Tagespflegeeinrichtungen mit Angeboten zur Rehabilitation,
- Verschlimmerung der Pflegebedürftigkeit.

Die Pflegekasse übernimmt im Rahmen der Leistungsbeträge die pflegebedingten Aufwendungen der teilstationären Pflege einschließlich der Aufwendungen für die Betreuung und die Aufwendungen für die in der Einrichtung notwendigen Leistungen der medizinischen Behandlungspflege. Die Kosten werden ab Pflegegrad 2 bis zu einem bestimmten Höchstsatz übernommen. Dieser beträgt aktuell (2025) monatlich

- bis zu 721 Euro in Pflegegrad 2,
- bis zu 1.357 Euro in Pflegegrad 3,
- bis zu 1.685 Euro in Pflegegrad 4 und
- bis zu 2.085 Euro in Pflegegrad 5.

Pflegebedürftige des Pflegegrads 1 können den sogenannten Entlastungsbetrag von derzeit 131 Euro im Monat für die Tages- und Nachtpflege einsetzen. Der Entlastungsbetrag ist dafür gedacht, pflegende Angehörige bei ihrer Arbeit zu unterstützen. Das Geld kann für verschiedene Dienstleistungen genutzt werden.

Teilstationäre Tages- und Nachtpflege kann von Pflegebedürftigen der Pflegegrade 2 bis 5 zusätzlich zur ambulanten Pflegesachleistung, zum Pflegegeld oder in der Kombination von Pflegesachleistung und Pflegegeld in Anspruch genommen werden. Eine gegenseitige Anrechnung mit den Leistungen der Tages- und Nachtpflege erfolgt nicht. Ferner können pflegebedürftige Personen der Pflegegrade 2 bis 5 zusätzlich zu den Leistungen der Pflegekasse den Entlastungsbetrag von 131 Euro monatlich einsetzen.

Kurzzeitpflege

Die Kurzzeitpflege bietet die Möglichkeit, dass die Pflege für eine bestimmte Zeit in einer stationären Pflegeeinrichtung stattfinden kann. Durch die Kurzzeitpflege sollen Pflegepersonen, die die häusliche Pflege sicherstellen, entlastet werden. Voraussetzung für den Anspruch ist, dass weder häusliche noch teilstationäre Pflege möglich ist. Die Kurzzeitpflege kann in folgenden Situationen genutzt werden:

- → zur Bewältigung von Krisensituationen bei der häuslichen Pflege, zum Beispiel bei Krankheit der Pflegeperson,
- → wenn sich die Notwendigkeit einer dauerhaften Pflege erst im Verlauf eines Krankenhausaufenthalts ergibt und die anschließende häusliche Pflege noch organisiert oder das Wohnumfeld angepasst werden muss,
- → wenn die pflegende Person Urlaub machen möchte,
- → für eine Übergangszeit, wenn der Pflegebedarf gerade erst aufgetreten ist und berufstätige Angehörige die Pflege nicht sofort übernehmen können oder
- → wenn zeitweise ein erhöhter Pflegeaufwand besteht, der zu Hause nicht geleistet werden kann.

Anspruch auf Pflege in einer vollstationären Einrichtung besteht für Pflegebedürftige der Pflegegrade 2 bis 5, wenn die häusliche Pflege zeitweise nicht, noch nicht oder nicht im erforderlichen Umfang erbracht werden kann und auch teilstationäre Pflege nicht ausreicht. Pflegebedürftige Personen im Pflegegrad 1 haben keinen Anspruch auf Kurzzeitpflege, allerdings können sie diese mit dem Entlastungsbetrag von 131 Euro im Monat zumindest teilweise finanzieren.

Der Anspruch auf Kurzzeitpflege ist auf acht Wochen pro Kalenderjahr beschränkt. Die Pflegekasse übernimmt die pflegebedingten Aufwendungen einschließlich der Aufwendungen für Betreuung sowie die Aufwendungen für Leistungen der medizinischen Behandlungspflege pro Kalenderjahr höchstens bis zur Höhe des sogenannten Gemeinsamen Jahresbetrags von 3.539 Euro, der seit 1.7.2025 sowohl für Leistungen der Kurzzeitpflege als auch der Verhinderungspflege zur Verfügung steht. Die Verhinderungspflege, auch Ersatzpflege genannt, ist eine Leistung der Pflegeversicherung, die pflegende Angehörige entlasten soll, wenn sie aus verschiedenen Gründen (zum Beispiel Urlaub oder Krankheit) vorübergehend nicht in der Lage sind, die häusliche Pflege zu übernehmen.

Die Pflegekasse zahlt den Leistungsbetrag, der dem oder der Pflegebedürftigen zusteht, unmittelbar an die zugelassene Pflegeeinrichtung. Wird die Kurzzeitpflege in anderen geeigneten Einrichtungen (zum Beispiel Behinderteneinrichtungen) oder in

> **BEISPIEL**
>
> Frau B. ist nach einem Schlaganfall im Krankenhaus und anschließend in einer Rehabilitationseinrichtung behandelt worden. Es ist abzusehen, dass sie auch nach der Reha pflegebedürftig sein wird und einen Rollstuhl benötigt. Da der rollstuhlgerechte Umbau der Wohnung einige Wochen dauert, kommt Frau B. im Anschluss an die Reha in Kurzzeitpflege.

Einrichtungen der medizinischen Vorsorge oder Rehabilitation erbracht, erfolgt eine Erstattung an die pflegebedürftige Person.

Welche Anforderungen sollte eine Pflegeeinrichtung erfüllen?

Eine Einrichtung zu finden, in der der pflegebedürftige Mensch gut aufgehoben ist, kann sich als schwierig erweisen. Die Suche nach dem geeigneten Pflegeheim erfordert Zeit und Geduld. Es gibt nicht die eine richtige Lösung. Und selbstverständlich spielen auch die Kosten eine Rolle.

Zunächst sollten Sie sich mit der Frage befassen, welche Anforderungen das Heim erfüllen muss und an welchem Ort es sein sollte. Danach sollten Sie klären, wie die Heimkosten finanziert werden können. Neben eigenen Einkünften und Vermögen und den Leistungen der Pflegeversicherung kommen Leistungen der Sozialhilfe, Wohngeld und in einigen Bundesländern Pflegewohngeld in Betracht (→ Seite 131). Danach kann die Suche nach einem geeigneten Heim beginnen. Treffen Sie eine Vorauswahl, indem Sie Heime, die infrage kommen, besichtigen, und klären Sie alle anstehenden Fragen mit dem Heimunternehmen.

> **→ TIPP**
>
> Bei der Suche und der Auswahl eines Heims für vollstationäre Pflege können Sie auf Unterstützung und Hilfen verschiedener Einrichtungen zurückgreifen (→ Seite 41).

Auflistung der Anforderungen an das Heim

Die Suche nach dem richtigen Pflegeheim setzt voraus, dass Sie sich mit den Anforderungen, die an die Pflege, Betreuung und Versorgung gestellt werden, auseinandersetzen. Es ist sinnvoll, zunächst in einer Checkliste die wichtigsten Anforderungen zusammenzustellen und zu gewichten. Die folgende Checkliste ist eine gute Hilfe bei der Besichtigung des Heims und für das Gespräch mit der Heimleitung.

CHECKLISTE

Anforderungen, die ein Pflegeheim erfüllen sollte

In die Checkliste können Sie Punkte eintragen. Wenn die Frage mit „Ja“ beantwortet werden kann, können Sie zwei Punkte vergeben, einen Punkt können Sie bei „teilweise Ja“ und null Punkte bei „Nein“ eintragen. Ist eine Frage in Ihrem Fall nicht relevant, können Sie diese einfach auslassen. Die Summe der Punkte verschafft Ihnen einen Überblick, in welchem Umfang ein Heim die gestellten Anforderungen erfüllt.

Lage und Umgebung des Heims

- ☐ Befindet sich das Pflegeheim in örtlicher Nähe zum Wohnort der Familie oder der Angehörigen?
- ☐ Ist das Heim für Angehörige mit öffentlichen Verkehrsmitteln gut erreichbar?
- ☐ Sind genügend Besucherparkplätze vorhanden?
- ☐ Befindet sich die Einrichtung in einer ruhigen Umgebung?
- ☐ Entspricht die örtliche Infrastruktur den Bedürfnissen der pflegebedürftigen Person (zum Beispiel Friseur, Theater, Kino)?
- ☐ Eignet sich die Umgebung für Ausflüge und Spaziergänge (zum Beispiel Park oder Grünanlage)?
- ☐ Sonstiges
- ☐ *Zwischensumme*

Ausstattung und Serviceangebote des Heims

- ☐ Wirkt die Einrichtung auf Sie freundlich, sauber und wohnlich?
- ☐ Ist die Ausstattung der Pflegeeinrichtung auf einem dem Pflegebedarf entsprechenden Niveau?
- ☐ Gibt es für alle Bewohner und Bewohnerinnen genügend Gemeinschaftsräume (zum Beispiel Aufenthalts- und Fernsehzimmer, Cafeteria, Hobbyräume)?
- ☐ Sind die Gemeinschaftsräume und Flure sauber und gepflegt?
- ☐ Verfügt die Einrichtung über ausreichende, gut verständliche Orientierungshilfen (zum Beispiel Schilder, Farben)?
- ☐ Ist ein Aufzug vorhanden?
- ☐ Sind alle öffentlichen Bereiche gut mit Rollator und Rollstuhl befahrbar?
- ☐ Ist die Einrichtung durchgehend behindertengerecht/barrierefrei ausgestattet?
- ☐ Ist die Pforte rund um die Uhr besetzt?
- ☐ Gibt es ein Beschwerdemanagement?
- ☐ Gibt es feste Sprechzeiten der Heimleitung oder der Pflegedienstleitung?
- ☐ Wird die Wäsche von der Einrichtung gewaschen?

- ☐ Wie wird mit Beschwerden zur Wäsche umgegangen?
- ☐ Wie riecht es in der Einrichtung?
- ☐ Sonstiges
- ☐ *Zwischensumme*

Ausstattung der Zimmer oder der Wohnung

- ☐ Entspricht die Ausstattung der Zimmer den individuellen Ansprüchen (zum Beispiel Fernseher, Telefon, WC, Badezimmer)?
- ☐ Ist das Zimmer ausreichend groß und barrierefrei?
- ☐ Ist das Zimmer hell, freundlich und wohnlich?
- ☐ Gibt es einen Balkon oder eine Terrasse?
- ☐ Können gegebenenfalls Möbel mitgebracht werden?
- ☐ Gibt es Notrufsysteme im Wohn- und Sanitärbereich?
- ☐ Gibt es genügend Haltegriffe und Aufstehhilfen im Zimmer?
- ☐ Wie oft in der Woche wird das Zimmer gereinigt?
- ☐ Können Wertgegenstände sicher aufbewahrt werden (zum Beispiel in einem Safe)?
- ☐ Sonstiges
- ☐ *Zwischensumme*

Betreuung, medizinische und pflegerische Versorgung

- ☐ Stehen feste Ansprechpartner und Vertrauenspersonen zur Verfügung?
- ☐ Stehen in ausreichender Anzahl qualifizierte und erfahrene Pflegekräfte zur Verfügung?
- ☐ Gibt es qualifiziertes und ausgebildetes Fachpersonal für die Betreuung und Behandlung individueller Krankheiten (zum Beispiel Demenz)?
- ☐ Ist das Pflegepersonal auch für Sonderleistungen ausgebildet (zum Beispiel Stomapflege, Sondennahrung)?
- ☐ Spricht das Pflegepersonal Ihre Muttersprache?
- ☐ Gibt es Therapieangebote (zum Beispiel Ergotherapie, Logopädie, Physiotherapie)?
- ☐ Können neben den ärztlich verordneten Therapien weitere Angebote (zum Beispiel Fußpflege, Massagen) in Anspruch genommen werden?
- ☐ Bietet das Heim regelmäßige Sprechstunden und Arztvisiten mit Haus- und Fachärzten an?
- ☐ Unterstützt Sie die Einrichtung, wenn Sie durch Ihre bisherigen vertrauten Ärzte behandelt werden möchten?
- ☐ Sonstiges
- ☐ *Zwischensumme*

Essen und Verpflegung

- ☐ Ist das angebotene Essen frisch, vielfältig und gesund?

- ☐ Hat das Heim eine eigene Küche oder wird das Essen angeliefert?
- ☐ Entsprechen die Menüpläne dem individuellen Krankheitsbild? Können die Menüpläne daran angepasst werden (zum Beispiel bei Diabetes)?
- ☐ Wie viele Mahlzeiten gibt es?
- ☐ Ist Selbstversorgung möglich?
- ☐ Stehen Getränke zur freien Verfügung?
- ☐ Stehen auch außerhalb der regulären Essenszeiten ausreichend Speisen und Getränke zur Verfügung?
- ☐ Kann das Essen auch auf dem Zimmer eingenommen werden?
- ☐ Gibt es feste Essenszeiten, an die sich die Bewohner halten müssen?
- ☐ Ist Mitsprache bei der Verpflegung möglich?
- ☐ Sonstiges
- ☐ *Zwischensumme*

Freizeit- und Beschäftigungsangebote

- ☐ Gibt es eine Auswahl an Freizeit- und Beschäftigungsangeboten, die Ihren Interessen und Wünschen entsprechen (zum Beispiel Gymnastik, Singen, Basteln, Ausflüge)?
- ☐ Werden die Bewohner in den einzelnen Freizeitgruppen fachgerecht betreut?
- ☐ Gibt es einen Fahrdienst für Aktivitäten außer Haus?
- ☐ Werden die Wünsche der Bewohner berücksichtigt?
- ☐ Sonstiges
- ☐ *Zwischensumme*

Kosten

- ☐ Welche Kosten entstehen auf Basis Ihres persönlichen Bedarfs monatlich?
- ☐ Sind alle wichtigen alltäglichen Serviceleistungen inklusive (zum Beispiel Getränke, Wäscheservice)?
- ☐ Welche Dienstleistungen sind im monatlichen Entgelt enthalten und welche Leistungen müssen gegebenenfalls gesondert gezahlt werden?
- ☐ Sind alle Leistungen und die damit verbundenen Kosten für Sie verständlich und nachvollziehbar?
- ☐ Werden Sie und der Beirat über die Rechte der Heimbewohner bei einer Entgelterhöhung aufgeklärt?
- ☐ Ist für Sie ersichtlich, welchen Kostenanteil die Pflegekasse übernimmt und welche Kosten Sie privat tragen müssen?
- ☐ Wurden Sie über Finanzierungsmöglichkeiten umfassend und kompetent informiert?
- ☐ Wie hoch ist die Beteiligung an den Investitionskosten? (Hinweis: Diese kann regional und zwischen einzelnen Einrichtungen sehr unterschiedlich sein. Ein Preisvergleich lohnt sich.)
- ☐ Sonstiges
- ☐ *Zwischensumme*

ANFORDERUNGEN	PUNKTE HEIM 1	PUNKTE HEIM 2	PUNKTE HEIM 3
Lage und Umgebung			
Ausstattung und Serviceangebote des Heims			
Ausstattung der Zimmer oder der Wohnung			
Betreuung, medizinische und pflegerische Versorgung			
Essen und Verpflegung			
Freizeit- und Beschäftigungsangebote			
Kosten			
Summe			

In die Tabelle oben können Sie die Zwischensummen für die verschiedenen Kategorien der Checkliste eintragen und so mehrere Heime miteinander vergleichen.

Die Suche nach einem geeigneten Heim

Wenn die Anforderungen, die Sie an das Heim stellen, und die Finanzierung der Heimkosten geklärt sind, geht es an die Suche nach einem geeigneten Heim. Eine unabhängige Pflegeberatung, zum Beispiel der nächste Pflegestützpunkt, informiert darüber, welche Pflegeheime es in der näheren Umgebung gibt und mit welcher finanziellen Unterstützung durch die Pflegekasse Sie rechnen können.

Haben Sie ein oder mehrere Heime entdeckt, die infrage kommen, sollten Sie genauere Informationen zur Ausstattung, zum Service und zu den Preisen beschaffen. Näheres können Sie dem Informationsmaterial der ausgewählten Heime entnehmen. Ferner helfen Informationen auf Internetportalen der Heime. Pflegeberatungsstellen und Pflegestützpunkte müssen Vergleichslisten bereitstellen, die einen Überblick über das regionale Angebot hinsichtlich Leistungen und Preisen enthalten.

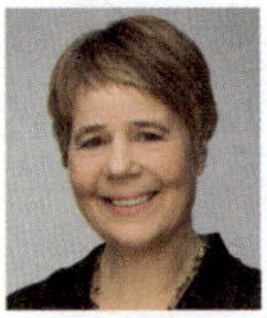

Barbara Schmitz leitet den Pflegewegweiser NRW, pflegewegweiser-nrw.de
„Ein gutes Pflegeheim in Wohnortnähe zu finden, ist herausfordernd. Die Heimplatzsuche braucht Ausdauer – und Hilfe. Eine individuelle Pflegeberatung hilft, gezielt vorzugehen und passende Heime zu kontaktieren."

Auch im Internet stehen Verzeichnisse zur Verfügung, die Sie bei der Suche unterstützen. Ein seriöser Anbieter ist beispielsweise das Heimverzeichnis der Gesellschaft zur Förderung der Lebensqualität im Alter und bei Behinderung (**heimverzeichnis.de**). Im Heimverzeichnis sind Einrichtungen mit dem Qualitätssiegel Grüner Haken gekennzeichnet – ein anerkannter Hinweis für eine gute Lebensqualität im Alter.

→ TIPP

Seit 2020 muss die Qualität von Pflegeheimen in einem bundesweit einheitlichen System dargestellt werden. Qualitätsbewertungen sind auf verschiedenen Internetportalen der Pflegekassen zu finden (→ Seite 43). Die Qualitätsbewertungen können helfen, mehrere Einrichtungen miteinander zu vergleichen und dazu die Qualitätsbereiche herauszusuchen, die der pflegebedürftigen Person besonders am Herzen liegen. Unabhängig davon wird aber bei der Suche nach einem geeigneten Pflegeheim empfohlen, sich die Einrichtung vor Ort anzuschauen und sich selbst ein Bild von der Einrichtung zu machen.

Vorauswahl treffen und Heime besichtigen

Im nächsten Schritt sollten Sie die eingeholten Informationen eingehend studieren und die Angebote der ausgewählten Pflegeeinrichtungen miteinander vergleichen. Dabei können Sie auf die Checkliste zurückgreifen. Heime, die interessant erscheinen, sollten Sie besichtigen. Dazu vereinbaren Sie am besten mit der Heimleitung einen Besuchstermin. Nutzen Sie bei dem Termin die Gelegenheit, alle relevanten Informationen einzuholen und Detailfragen zu klären. Wichtig ist es, dass Sie einen Eindruck von der Atmosphäre, der Sauberkeit, Beschäftigungs- und Freizeitangeboten, dem Personal, der Ausstattung und dem Speiseplan gewinnen. Die Checkliste ist auch dabei eine wichtige Grundlage. Für die Besichtigung sollten Sie ausreichend Zeit einplanen. Es kann sinnvoll sein, ein persönliches Gespräch mit Bewohnern des Heims oder dem Bewohnerbeirat zu führen. Sollten Sie die Möglichkeit haben, das Mittagessen gemein-

GUT ZU WISSEN

Probewohnen

Manche Pflegeheime bieten ein zeitlich befristetes Probewohnen an. Dieses Angebot erlaubt Ihnen tiefere Einblicke in das Haus als eine Führung. Deshalb sollten Sie davon Gebrauch machen.

sam mit den Bewohnern einzunehmen, können Sie dies nutzen, um sich einen Eindruck von der Verpflegung zu verschaffen. Auf keinen Fall sollten Sie bei der Besichtigung gleich den Heimvertrag unterschreiben. Das Angebot der Heimleitung, einen Muster-Heimvertrag mit nach Hause zu geben, sollten Sie allerdings nutzen.

Anmeldung

Wenn die Entscheidung für eine bestimmte Pflegeeinrichtung gefallen ist, sollten Sie mit der Heimleitung einen weiteren Termin für die Anmeldung vereinbaren, wenn dort ein entsprechender Heimplatz vorhanden ist. Dann können Sie alle formalen Fragen besprechen.

Als rechtliche Grundlage für die Pflege und den Aufenthalt des pflegebedürftigen Menschen in der stationären Pflegeeinrichtung muss ein schriftlicher Heimvertrag abgeschlossen werden. Auch wenn Sie den Heimplatz dringend benötigen, sollten Sie den Vertrag sorgfältig prüfen, bevor Sie unterschreiben. Pflegeheimanbieter sind gesetzlich verpflichtet, vor Vertragsabschluss umfassend über das Leistungsangebot zu informieren. Die vorvertraglichen Informationen müssen in schriftlicher Form und in klar verständlicher Sprache verfasst sein. Auf diese Punkte gehen wir später ausführlich ein.

ACHTUNG

Reservierungsgebühr nicht erlaubt

Manchmal hat das ausgewählte Pflegeheim keinen Platz frei. In diesem Fall können Sie sich üblicherweise auf eine Warteliste setzen lassen. Laut Bundesgerichtshof (Aktenzeichen III ZR 225/20) ist allerdings eine vertragliche Regelung, nach der eine Platz- oder Reservierungsgebühr auf der Basis des vertraglichen Leistungsentgelts – gegebenenfalls vermindert um pauschalierte ersparte Aufwendungen – für die Zeit von der Aufnahme des oder der Pflegebedürftigen in das Pflegeheim bis zum tatsächlichen Einzugstermin vereinbart wird, unwirksam. Ein bereits gezahlte Platz- und Reservierungsgebühr kann von der pflegebedürftigen Person zurückgefordert werden.

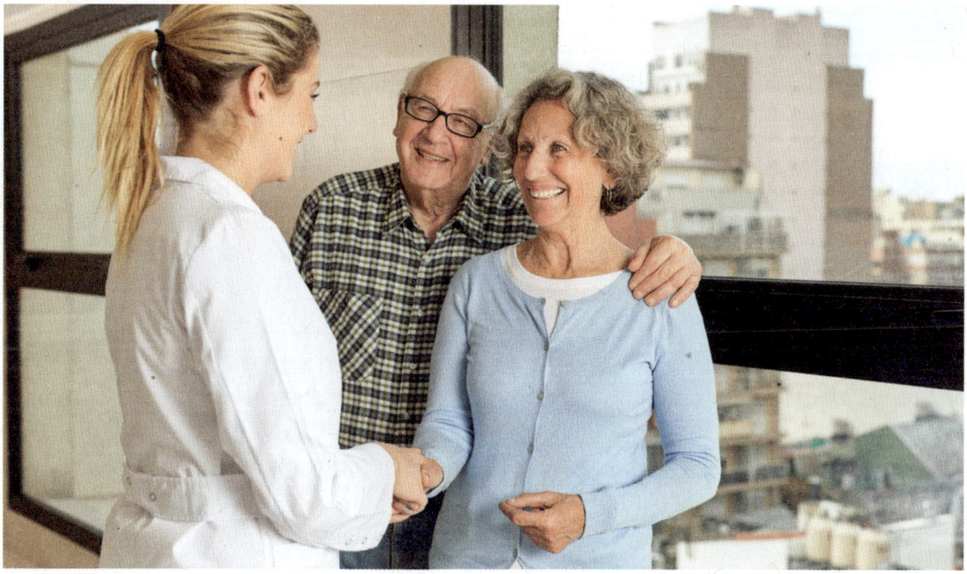

Wer kann bei der Suche nach einem Pflegeheim helfen?

Bei der Suche nach einem geeigneten Pflegeheim können pflegebedürftige Menschen Unterstützung in Anspruch nehmen. Diese finden Sie bei folgenden Einrichtungen:

- Vor Ort helfen die Pflegeberatung der Pflegekassen und die Pflegestützpunkte.
- Nach einem Krankenhausaufenthalt plant der Sozialdienst mit der pflegebedürftigen Person und den Angehörigen die weitere Versorgung nach dem Krankenhausaufenthalt.
- Zudem können Sie bei der Suche nach einer Pflegeeinrichtung auf verschiedene Online-Angebote zurückgreifen.

→ TIPP

Bei Fragen im Zusammenhang mit der Suche nach einem geeigneten Heimplatz können sich Betroffene auch an die Sozialabteilungen in den Städten und Gemeinden, Seniorenvertretungen sowie an Wohlfahrtsverbände (zum Beispiel AWO, Caritas, Diakonie) wenden.

Pflegeberatung der Pflegekasse

Personen, die Leistungen der Pflegeversicherung erhalten, haben einen gesetzlichen Anspruch auf Pflegeberatung durch die Pflegekasse. Anspruch auf Beratung und Hilfestellung haben darüber hinaus alle Personen, die einen Antrag auf Leistungen der Pflegeversicherung gestellt haben und bei denen erkennbar ein Hilfs- und Beratungsbedarf besteht. Auch pflegende Angehörige haben einen eigenständigen Anspruch auf Pflegeberatung, wenn der oder die Pflegebedürftige zustimmt.

Zu den Aufgaben der Pflegeberatung gehört es unter anderem, Auskünfte über die verschiedenen Pflegeleistungen zu erteilen, bei Anträgen an die Pflegekasse zu helfen und den individuellen Hilfebedarf anhand des Ergebnisses des Gutachtens des Medizinischen Dienstes der Krankenversicherung zu ermitteln. Gegebenenfalls muss die Pflegeberatung auch über Angebote und Leistungen der Pflegeversicherung informieren, die die Pflegepersonen, insbesondere pflegende Angehörige, entlasten und unterstützen. Hilfe durch die Pflegekasse erfahren pflegebedürftige Menschen darüber hinaus bei der Suche nach einem Pflegeheimplatz. Einen guten Überblick über zugelassene Pflegeheime geben die Leistungs- und Preisvergleichslisten, die die Pflegekassen auf Anforderung kostenfrei zur Verfügung stellen; sie sind auch im Internet abrufbar.

Hilfe durch Pflegestützpunkte

Wer Anspruch auf Pflegeberatung hat, kann auch einen Pflegestützpunkt in Anspruch nehmen. Pflegestützpunkte sind für alle Fragen rund um die Pflege eine unabhängige Anlaufstelle. Sie erteilen umfassende und unabhängige Auskunft zu den Leistungen der Pflegeversicherung und gegebenenfalls des Sozialamts. Ist die Pflege zu Hause nicht mehr möglich, unterstützen sie bei der Suche nach Alternativen.

Eine Übersicht über Pflegestützpunkte in Deutschland finden Sie auf der Internetseite des Zentrums für Qualität in der Pflege (zqp.de). In einer Datenbank können Sie über Postleitzahl oder Wohnort einen nahe gelegenen Pflegestützpunkt suchen.

Sozialdienst des Krankenhauses

Wird während eines Krankenhausaufenthalts klar, dass sich der Patient oder die Patientin künftig nicht mehr allein versorgen kann, ist der Sozialdienst des Krankenhauses der erste Ansprechpartner. Zögern Sie nicht, frühzeitig Kontakt aufzunehmen. Jedes Krankenhaus hat für die soziale Betreuung und Beratung einen Sozialdienst eingerichtet, der unter anderem den nahtlosen Übergang von der Krankenhausbehandlung zur Rehabilitation oder Pflege sicherstellen soll. Der Sozialdienst kann unterschiedliche Bezeichnungen (zum Beispiel Entlassungsmanagement, Überleitungsmanagement,

Pflegeüberleitung) aufgrund der Spezialisierung des Krankenhauses und unterschiedliche Schwerpunkte haben.

Der Sozialdienst plant die weitere Versorgung des Patienten oder der Patientin im Anschluss an eine Krankenhausbehandlung und hilft auch bei der Organisation der Pflege in einem Heim. So berät er beispielsweise bei der Auswahl eines Pflegeheims.

Onlineportale

Bei der Suche nach einem geeigneten Pflegeheimplatz können Sie auch auf Onlineportalen recherchieren. Folgende Websites helfen bei der Suche:

- → Pflegenavigator der AOK: **aok.de/pk/pflegenavigator**
- → Pflegelotse des Verbands der Ersatzkassen: **pflegelotse.de**
- → PflegeFinder der Betriebskrankenkassen: **pflegefinder.bkk-dachverband.de**
- → Heimverzeichnis der Gesellschaft zur Förderung der Lebensqualität im Alter und bei Behinderung: **heimverzeichnis.de**

Ist es möglich, sich vor dem Einzug über das Pflegeheim zu informieren?

Ja, diese Möglichkeit ist gesetzlich vorgesehen. Sie sollten diese nutzen, denn der Umzug in eine stationäre Pflegeeinrichtung ist eine einschneidende Entscheidung. In der Regel wollen die Menschen aus dem Pflegeheim, das sie sich ausgesucht haben, nicht wieder ausziehen, sondern bis zum Tod dort bleiben. Die Entscheidung sollten Sie mit Bedacht treffen, da sie den Lebensmittelpunkt und die zukünftige Lebensführung eines pflegebedürftigen Menschen betrifft. Nur wenn der Pflegebedürftige und seine Angehörigen bereits vor Abschluss des Heimvertrags das allgemeine Leistungsangebot des Heimunternehmens und die für den Pflegebedürftigen in Betracht kommenden Leistungen kennen, können sie zwischen verschiedenen Angeboten auswählen und die für die pflegebedürftige Person beste Entscheidung treffen. Deshalb hat der Gesetzgeber die Heimunternehmen verpflichtet, der pflegebedürftigen Person vor Abschluss des Heimvertrags alle wichtigen Informationen in Textform und in leicht verständlicher Sprache zukommen zu lassen. So haben der Pflegebedürftige und seine Angehörigen die Möglichkeit, sich vorab umfassend zu informieren, Angebote zu vergleichen und zugesagte Leistungen leichter einzufordern.

Sinn und Zweck der vorvertraglichen Informationspflicht des Heimunternehmens ist es, Interessierte für einen Heimplatz schon im Vorfeld des Vertragsschlusses über den wesentlichen Vertragsinhalt in Kenntnis zu setzen. Dadurch sollen übereilte Entscheidungen vermieden werden. Lesen Sie die Informationen in Ruhe durch. Wenn Sie die Möglichkeit haben, schauen Sie sich mehrere Informationen an und suchen Sie das Heim aus, das am besten zu Ihnen passt.

→ TIPP

Bei der Entscheidung für oder gegen ein Pflegeheim kann es durchaus sinnvoll sein, sich von mehr als einem Pflegeheim vorvertragliche Informationen geben zu lassen. An der Art und Weise, wie diese verfasst sind, ist bereits viel erkennen. So können Sie etwa überprüfen, ob die Unterlagen umfassend und individuell zusammengestellt sind und ausführlich auf die einzelnen Punkte eingegangen wird oder ob vom Heimunternehmen nur ein oberflächlich verfasstes Formular zur Verfügung gestellt wird. Insgesamt sollten die Informationen des Pflegeheims Klarheit und Verbindlichkeit schaffen und das Interesse vermitteln, mögliche Erwartungen der pflegebedürftigen Person zu erfüllen.

Inhalt der vorvertraglichen Informationen

Das Heimunternehmen muss sowohl über sein allgemeines Leistungsangebot als auch ganz konkret über die für den Heimbewohner in Betracht kommenden Leistungen informieren. Zur Information des Unternehmens über sein allgemeines Leistungsangebot gehört die Darstellung

- der Ausstattung und der Lage des Gebäudes, in dem sich der Wohnraum befindet, sowie der dem gemeinschaftlichen Gebrauch dienenden Anlagen und Einrichtungen, zu denen der Heimbewohner Zugang hat, und gegebenenfalls ihrer Nutzungsbedingungen,
- der im Leistungsangebot enthaltenen Leistungen nach Art, Inhalt und Umfang,
- der Ergebnisse der Qualitätsprüfungen, soweit sie aufgrund gesetzlicher Vorschriften veröffentlicht werden müssen.

Ausstattung und Lage des Gebäudes

Diese Angaben dienen dazu, dass Sie sich eine Vorstellung machen können, inwieweit die Ausstattung und die Infrastruktur Ihrem Bedarf entsprechen. Außer der Anschrift und der Lage des Pflegeheims müssen Angaben zur Infrastruktur und zu den Gemeinschaftsräumen enthalten sein. Fahren Sie zum Beispiel gerne mit der Bahn oder dem Bus in die

Innenstadt, wäre es sinnvoll, dass Sie in der Nähe eine entsprechende Haltestelle finden. Feiern Sie gerne mit Ihrer Familie Geburtstag, ist es gut, wenn ein entsprechender Gemeinschaftsraum zur Verfügung steht. Daher muss die Information konkrete Angaben über die Ausstattung und Lage des Gebäudes, in dem sich der Wohnraum befindet, enthalten.

Außerdem müssen die Anlagen, die dem gemeinschaftlichen Gebrauch dienen, beschrieben werden. Wenn es dafür Nutzungsbedingungen gibt, müssen diese dargestellt werden. Angaben zur Infrastruktur betreffen etwa die räumliche Einordnung des Heims (zum Beispiel Lage am Stadtrand oder in der Innenstadt, Einkaufsmöglichkeiten in der Nähe) und die Verkehrsanbindung (zum Beispiel Anbindung an den öffentlichen Nahverkehr). Die Ausstattung des Gebäudes betrifft die Anzahl der Etagen und der Wohnungen oder Zimmer im Gebäude und die Beschaffenheit der Zimmer (zum Beispiel Einzel- oder Doppelzimmer, Pflegebetten). Wichtig kann auch sein, ob ein Fahrstuhl oder Treppenlift vorhanden ist, wobei diese heutzutage zur gängigen Ausstattung eines Pflegeheims gehören. Für immer mehr Menschen ist es von Bedeutung, ob es einen Computer mit Internetzugang gibt. Darüber und auch über andere technische Einrichtungen muss das Heim informieren. Dem gemeinschaftlichen Gebrauch dienende Anlagen und Einrichtungen sind insbesondere öffentliche Einrichtungen (zum Beispiel Bibliothek, Cafeteria, Aufenthaltsräume) und Gartenanlagen. Für die Nutzung dieser Einrichtungen und Anlagen muss das Heimunternehmen auch über die allgemeinen Geschäfts- und Nutzungsbedingungen informieren.

Allgemeine Leistungen

Die Pflegeeinrichtung muss über die in ihrem allgemeinen Leistungsangebot enthaltenen Leistungen nach Art, Inhalt und Umfang informieren. In der Information muss das Heim das allgemeine Leistungsangebot skizzieren und die Pflege- und Betreuungsleistungen typisieren. So sollten beispielsweise hinsichtlich der Unterkunft Aussagen zur Reinigung der Zimmer und der gemeinschaftlich genutzten Räume enthalten sein. Bei den Verpflegungsleistungen kann beispielsweise über Wahlmöglichkeiten hinsichtlich der angebotenen Speisen, Essenzeiten für gemeinschaftlich eingenommene Mahlzeiten oder angebotene Diäten informiert werden.

Ergebnisse der Qualitätsprüfungen

Zu den Informationen über das allgemeine Leistungsangebot des Heims gehören auch die Ergebnisse der Qualitätsprüfungen des Medizinischen Dienstes. Es muss allerdings nicht das vollständige Ergebnis der Qualitätsprüfung dargelegt werden; die Verpflichtung besteht nur in der Form, in der die Ergebnisse der Qualitätsprüfungen auch zu veröffentlichen sind. Hierbei handelt es sich üblicherweise um eine gekürzte Fassung in einfacher und verständlicher Sprache. Die Darstellung der Ergebnisse soll pflegebedürftigen Personen und ihren Angehörigen relevante Informationen zur Verfügung stellen, die bei der Auswahl einer Pflegeeinrichtung als eine Entscheidungsgrundlage herangezogen werden können.

Die Veröffentlichungspflicht erstreckt sich darüber hinaus auf Prüfberichte der Heimaufsicht der Länder. So haben beispielsweise Pflegeheime in Nordrhein-Westfalen die aktuellen Prüfberichte über Regelprüfungen der Aufsichtsbehörde an gut sichtbarer Stelle auszuhängen oder auszulegen sowie die Prüfberichte über Regelprüfungen der letzten drei Jahre zur Einsichtnahme bereitzuhalten.

Im Gegensatz zu den Informationspflichten in Bezug auf das allgemeine Leistungsangebot beziehen sich die speziellen Informationspflichten auf Leistungen des Heimunternehmens, die individuell und konkretisiert für den Bewohner in Betracht kommen.

Individuelle Leistungen für Heimbewohner

Zu den relevanten Informationen gehört eine Beschreibung des Wohnraums sowie der Pflege-, Betreuungs- und Verpflegungsleistungen des Heims. Die Darstellung der verschiedenen Leistungen hat jeweils nach Art, Inhalt und Umfang zu erfolgen.

Bei der Beschreibung des Wohnraums müssen neben der Größe des Wohnraums auch die Ausstattung und gegebenenfalls die Anzahl der Räume angegeben werden. Zu beschreiben sind auch die Qualität und die Beschaffenheit des Wohnraums.

Die Pflege- und Betreuungsleistungen müssen allgemein beschrieben werden. Ausreichend ist die Beschreibung wesentlicher Merkmale. Das Heimunternehmen kann beispielsweise seine Leistungen, soweit sie zu veröffentlichen sind, auch auf Wohngruppen für Menschen mit ähnlichen Krankheitsbildern, etwa für Demenzkranke, ausrichten.

→ TIPP

Bei der Heimbesichtigung sollten Sie im Vorgespräch bereits bestehende Bedarfe ansprechen und die notwendigen Pflege- und Betreuungsleistungen klären. Sie können sich dabei auf das Pflegegutachten und Arztberichte beziehen. Es ist sinnvoll, diese Unterlagen bei der Besichtigung dabei zu haben und bei Bedarf vorzulegen.

Die Informationspflicht des Heimunternehmens erstreckt sich auch darauf, über die Verpflegungsleistungen des Heims zu informieren. So sollte etwa dargestellt werden, wie viele Mahlzeiten es täglich gibt und wie sie serviert werden (zum Beispiel verschiedene Menüs zur Auswahl, Buffet). Ebenso sollten individuelle Speiseangebote wie Diätkost beschrieben werden.

Als weitere Leistungen kommen insbesondere Zusatzleistungen in Betracht. Das können unter anderem besondere Komfortleistungen bei Unterkunft und Verpflegung sein.

Leistungskonzept

Das Heimunternehmen muss Interessierten in der Information das den Pflegeleistungen zugrunde liegende Leistungskonzept darstellen (zum Beispiel ein besonderes Leistungsangebot für demenzkranke Personen). Das Leistungskonzept ergibt sich aus dem Versorgungsvertrag, der zwischen dem Träger der Pflegeeinrichtung und den Landesverbänden der Pflegekassen im Einvernehmen mit den überörtlichen Trägern der Sozialhilfe abgeschlossen wird. Den Inhalt des Versorgungsvertrags können Interessierte vorher abfragen.

Leistungsentgelte

Das Heimunternehmen muss für die im Leistungskonzept benannten Leistungen die jeweils zu zahlenden Entgelte und gegebenenfalls die gesondert berechenbaren Investitionskosten einzeln darstellen sowie das Gesamtentgelt angeben. Die Aufstellung enthält Angaben zu den Kosten der Unterkunft, der Pflege und Betreuung, der Verpflegung, der Ausbildungsumlage und der Investitionskosten. Die Entgelte werden üblicherweise als Tageswerte benannt; dies entspricht der Aufschlüsselung in den Pflegesatzvereinbarungen. Auf dieser Grundlage können Sie die Angebote verschiedener Pflegeeinrichtungen miteinander vergleichen.

Voraussetzungen für Leistungs- und Entgeltveränderungen

Das Heimunternehmen muss über die Voraussetzungen für mögliche Leistungs- und Entgeltveränderungen informieren. Es muss auf seine grundsätzliche Angebotspflicht und die damit einhergehende Erhöhung des Entgelts für den Heimbewohner sowie auf eine mögliche Entgelterhöhung bei Änderung der Berechnungsgrundlage hinweisen.

Leistungsanpassungsausschlüsse

Schließlich erstreckt sich die Informationspflicht des Heimunternehmens auch darauf, wenn eine Anpassung der pflegerischen Versorgung in bestimmten Fällen ausgeschlossen werden soll. So kann das Unternehmen zum Beispiel eine künstliche Beatmung von Bewohnern ausschließen. Ausschlüsse müssen bereits in den vorvertraglichen Informationen in hervorgehobener Form konkret benannt werden, damit sich Interessierte darauf einstellen können.

Form und Gestaltung der vorvertraglichen Informationen

Die Pflegeeinrichtung muss Interessierten die vorvertraglichen Informationen in Textform zugänglich machen. Das kann beispielsweise in Form einer Broschüre, eines Informationsblatts, eines Prospekts oder eines Dokuments mit den wesentlichen Inhalten erfolgen. Grundsätzlich können die Informationen auch auf einer Internetseite des Heimunternehmens bereitgestellt werden. In diesem Fall ist die gesetzlich vorgeschriebene Form jedoch nur gewahrt, wenn der tatsächliche Download der Informationen erfolgt ist.

In jedem Fall müssen die Informationen in leicht verständlicher Sprache erfolgen. Ein Laie muss also die Informationen verstehen können, ohne entsprechende juristische Vorkenntnisse zu haben.

Zeitpunkt der Erteilung der vorvertraglichen Informationen

Das Heimunternehmen erfüllt seine vorvertragliche Informationspflicht nur dann, wenn es rechtzeitig vor Abschluss des Heimvertrags die gesetzlich vorgeschriebenen Informationen erteilt. Werden Interessierten für einen Heimplatz die Informationen sehr kurzfristig oder gar erst gemeinsam mit dem Heimvertrag ausgehändigt, besteht für sie kaum Gelegenheit, die Informationen zu prüfen und mit anderen Angeboten zu vergleichen.

> **GUT ZU WISSEN**
>
> Sie können auf eigenen Wunsch auch unmittelbar nach Erhalt der Informationen den Heimvertrag abschließen und auf die gesetzlich eingeräumte Bedenkzeit verzichten. Damit verzichten Sie aber gleichzeitig darauf, Angebote anderer Heimunternehmen zu prüfen und zu vergleichen.

Sie sollten jedoch Gelegenheit haben, sich in Ruhe zu überlegen, ob sie den Heimvertrag abschließen möchten. Eine Bedenkzeit von drei Tagen zwischen der Aushändigung der Informationen und dem Abschluss des Heimvertrags ist grundsätzlich angemessen.

Erfüllt das Heimunternehmen seine Informationspflicht nicht, können Sie den Heimvertrag jederzeit fristlos kündigen (siehe unten). Die Informationen können aber nachgeholt werden, wenn sie aus besonderen Gründen sowie unter Berücksichtigung der Interessen des Heimbewohners unterblieben sind. Damit wird berücksichtigt, dass der Einzug in eine Pflegeeinrichtung unvorhergesehen und unter hohem Zeitdruck erfolgen kann. In diesen Fällen wird es häufig versäumt, die Informationen zu erteilen. Es kann gerade im Interesse des oder der Betroffenen sein, dass die Pflegeeinrichtung ihn oder sie sofort aufnimmt, statt erst einmal die Formalitäten zu erledigen und deshalb bis zur Aufnahme mehr Zeit zu benötigen. Dasselbe gilt für den Fall, dass der Bevollmächtigte oder Betreuer der Pflegeperson zum Zeitpunkt des Einzugs nicht anwesend war und aus diesem Grund die Erteilung der Informationen erst später möglich ist. In diesen Fällen müssen die vorvertraglichen Informationen allerdings unverzüglich nach Wegfall dieser besonderen Gründe erfolgen.

Vorvertragliche Informationen als Grundlage des Heimvertrags

Im Heimvertrag müssen die vorvertraglichen Informationen als Vertragsgrundlage benannt werden. Die Informationen werden hierdurch zur Geschäftsgrundlage. Der Heimbewohner oder die Heimbewohnerin hat damit die Möglichkeit, sich auf den Inhalt der vorvertraglichen Informationen zu berufen und diese gegebenenfalls als Vertragspflichten einzuklagen. Weicht das Heimunternehmen im Vertrag in einem oder mehreren Punkten von den Informationen ab, die im Vorfeld erteilt wurden, muss es dies eindeutig markieren.

Sonderkündigungsrecht des Bewohners

Ist das Heimunternehmen seinen vorvertraglichen Informationspflichten nicht oder nur unzureichend nachgekommen und kommt es zum Abschluss eines Heimvertrags, kann der Bewohner oder die Bewohnerin den Vertrag jederzeit ohne Einhaltung einer Frist kündigen. Ein Verstoß gegen die gesetzlich festgelegten vorvertraglichen Informationspflichten liegt insbesondere vor, wenn

- → keine vorvertraglichen Informationen ausgehändigt werden,
- → die vorvertraglichen Informationen unvollständig sind,
- → die vorvertraglichen Informationen nicht in Textform oder nicht in leicht verständlicher Sprache abgefasst sind (sie zum Beispiel viele Fremdwörter oder komplizierte Sätze enthalten),
- → die vorvertraglichen Informationen nicht rechtzeitig ausgehändigt werden.

Werden die Informationen vom Heimunternehmen nachgeholt, weil sie aus besonderen Gründen sowie unter Berücksichtigung der Interessen des Betroffenen unterblieben

GUT ZU WISSEN

Neben dem fristlosen Kündigungsrecht können Sie unter Umständen auch zivilrechtliche Ansprüche wie beispielsweise Schadensersatzansprüche geltend machen. Dies ist etwa bei schuldhaft irreführenden Informationen über das Leistungsangebot der Pflegeeinrichtung möglich.

sind, entfällt das fristlose Kündigungsrecht des Heimbewohners oder der Heimbewohnerin.

Was muss beim Abschluss des Heimvertrags beachtet werden?

Bevor der Heimvertag abgeschlossen wird, muss das Heimunternehmen sowohl über sein allgemeines Leistungsangebot als auch ganz konkret über die für den Heimbewohner oder die Heimbewohnerin in Betracht kommenden Leistungen informieren. Darauf sind wir im Kapitel zuvor bereits ausführlich eingegangen. Regelungen über den Heimvertrag enthält das Wohn- und Betreuungsvertragsgesetz. Dabei handelt es sich um ein Verbraucherschutzgesetz, das Menschen schützen soll, die wegen ihres Alters, ihrer Pflegebedürftigkeit oder einer Behinderung Hilfe durch andere benötigen.

Verbraucherschützende Vorschriften

Das Wohn- und Betreuungsvertragsgesetz ist ein Gesetz zum Schutz der Bewohner, die von einem Anbieter sowohl betreut und gepflegt werden als auch ein Mietverhältnis mit ihm begründet haben. Der Heimvertrag betrifft also sowohl das Zuhause als auch die Versorgung der pflegebedürftigen Person. Deshalb ist die Abhängigkeit besonders hoch und ein besonderes Gesetz erforderlich. Für die Anwendung des Gesetzes kommt es ausschließlich darauf an, ob Verträge über die nachfolgend beschriebenen Leistungen zwischen den genannten Vertragsparteien geschlossen werden.

→ Ein wesentlicher Bestandteil des Heimvertrags ist die Überlassung von Wohnraum. Der Begriff „Wohnraum“ ist weit gefasst. Darunter fallen neben Wohnungen auch Zimmer oder Appartements. Ob der Wohnraum über ein Bad/WC verfügt oder gar über eine Kochmöglichkeit, ist dabei unerheblich. Auf die Ausstattung kommt es nicht an.
Von einer Wohnraumüberlassung kann nicht ausgegangen werden, wenn der Bewohner selbst Eigentümer der Wohnung ist. Die verbraucherschützenden gesetzlichen Regelungen finden somit keine Anwendung, wenn die Bewohner in einer Seniorenwohnanlage in Eigentumswohnungen leben und dort professionelle Pflege- und Betreuungsleistungen erhalten.

→ Neben der Überlassung von Wohnraum muss die Erbringung von Pflege- oder Betreuungsleistungen Gegenstand des Vertrags sein. Die Pflege- oder Betreuungsleistungen müssen auf die Bewältigung eines Hilfebedarfs gerichtet sein, der durch Alter, Pflegebedürftigkeit oder Behinderung bedingt ist.

GUT ZU WISSEN

Wichtige Grundsätze für den Abschluss des Heimvertrags

- → Der Vertrag sollte zwischen der pflegebedürftigen Person und dem Heimunternehmen geschlossen werden. Wenn für die pflegebedürftige Person ein Familienmitglied unterschreibt, sollte im Vertrag der Zusatz „in Vertretung“ angegeben werden.
- → Damit der Vertrag wirksam ist, muss er Informationen darüber enthalten, welche Leistungen die Pflegeeinrichtung erbringt, welche Kosten anfallen, in welchem Umfang die vorvertraglichen Informationen in den Vertragsinhalt mit einbezogen werden und inwieweit das Unternehmen bereit oder verpflichtet ist, an Streitbeilegungsverfahren vor einer Verbraucherschlichtungsstelle teilzunehmen.
- → Der Pflegevertrag wird im Regelfall auf unbestimmte Zeit, also unbefristet geschlossen. Eine zeitliche Befristung von Verträgen ist dann möglich, wenn sie im Interesse des Bewohners oder der Bewohnerin getroffen wird.
- → Von den gesetzlichen Vorschriften des Wohn- und Betreuungsvertragsgesetzes abweichende Vereinbarungen sind unwirksam, wenn sie Nachteile für die Pflegeperson haben.
- → Der Heimvertrag sollte nie ungelesen, auch nicht im Notfall, unterschrieben werden. Gegebenenfalls sollte man sich die einzelnen Regelungen erklären lassen.

Keine Bedeutung hat, ob die Pflege- oder Betreuungsleistungen vom Heim unmittelbar zur Verfügung gestellt und von der pflegebedürftigen Person bereits ab Vertragsbeginn in Anspruch genommen werden oder diese Leistungen bloß vorgehalten und erst später in Anspruch genommen werden, wenn ein Bedarf besteht. Pflegeleistungen sind insbesondere personenbezogene Pflegeleistungen wie Hilfen bei der Körperpflege, beim Aufstehen oder beim An- und Ausziehen. Betreuungsleistungen sind insbesondere Hilfeleistungen bei der Gestaltung des Alltags (zum Beispiel Begleitung bei Spaziergängen).

→ Das Wohn- und Betreuungsvertragsgesetz findet keine Anwendung, wenn ne-

GUT ZU WISSEN

Vereinbarungen zwischen dem Heimunternehmen und dem Bewohner, die von den verbraucherschützenden Regelungen des Wohn- und Betreuungsvertragsgesetzes zum Nachteil des Heimbewohners abweichen, sind unwirksam. Unwirksam sind beispielsweise Regelungen, nach denen die Pflegeeinrichtung einseitig das Heimentgelt anpassen kann oder das Heimentgelt über den Sterbetag des Heimbewohners hinaus zu zahlen ist.

ben der Wohnraumüberlassung ausschließlich allgemeine Betreuungsleistungen vom Heimunternehmen erbracht werden sollen (zum Beispiel im Betreuten Wohnen). Solche allgemeine Betreuungsleistungen sind neben der Vermittlung von Pflege- oder Betreuungsleistungen beispielsweise die Leistungen der hauswirtschaftlichen Versorgung, Notrufdienste, hausmeisterliche Dienste, Fahr- und Begleitdienste, Besuchs- oder Sicherheitsdienste. Stationäre Pflegeeinrichtungen hingegen fallen immer unter das Wohn- und Betreuungsvertragsgesetz.

Form des Vertrags

Der Heimvertrag muss schriftlich abgeschlossen werden und der Bewohner oder die Bewohnerin muss eine Ausfertigung des Vertrags erhalten. Die Schriftform erfordert die eigenhändige Unterschrift der Vertragspartner mit dem jeweiligen Namen unter den Vereinbarungen am Ende der Vertragsurkunde. Diese Schriftform ist auch bei späteren Änderungen oder Ergänzungen des Vertragsinhalts, zum Beispiel bei Entgelterhöhungen, einzuhalten. Der Vertrag darf nicht in elektronischer Form abgeschlossen werden, also auch nicht per E-Mail.

Wird die Schriftform nicht eingehalten, sind Vereinbarungen, die zum Nachteil des Heimbewohners von den gesetzlichen Regelungen abweichen, unwirksam. Im Übrigen bleibt der Vertrag jedoch wirksam. Ist beispielsweise im Vertrag geregelt, dass das Heimentgelt über den Sterbetag des Bewohners oder der Bewohnerin hinaus zu zahlen ist, ist diese Vereinbarung unwirksam, nicht dagegen der gesamte Vertrag.

Der schriftliche Vertragsschluss kann nachgeholt werden, wenn er aus besonderen Gründen sowie unter Berücksichtigung der Interessen der Pflegeperson unterblieben ist und unverzüglich nach Wegfall der besonderen Gründe erfolgt. Auf diese Weise wird berücksichtigt, dass der Einzug in eine Pflegeeinrichtung unvorhergesehen und unter hohem Zeitdruck notwendig sein kann.

GUT ZU WISSEN

Fristlose Kündigung wegen Formmangels

Als weitere Folge des Formmangels haben Sie das Recht, den Vertrag jederzeit ohne Einhaltung einer Frist zu kündigen. Dieses außerordentliche Kündigungsrecht gilt grundsätzlich für die gesamte Dauer des Vertragsverhältnisses.

In diesem Fall kommt es häufig nicht sofort zum Abschluss eines schriftlichen Vertrags. Eine schnelle Aufnahme des oder der Pflegebedürftigen durch die Pflegeeinrichtung ohne Verzögerungen aufgrund der Notwendigkeit, zuvor bestimmte Formalitäten zu erledigen, kann gerade in seinem oder ihrem Interesse liegen.

Vertragspartner des Heimvertrags

Der Heimvertrag wird zwischen dem Heimunternehmen und dem Heimbewohner oder der Heimbewohnerin abgeschlossen. Der Vertrag kann auch von einer bevollmächtigten Person (zum Beispiel einem oder einer Familienangehörigen des Pflegebedürftigen) abgeschlossen werden. In diesem Fall muss dann darauf geachtet werden, dass als Vertragspartei die pflegebedürftige Person genannt und der Zusatz „vertreten durch …" oder „in Vertretung" aufgenommen werden.

Nicht selten kommt es vor, dass die pflegebedürftige Person beim Umzug in das Pflegeheim nicht (mehr) geschäftsfähig ist. Das kann beispielsweise bei Demenz der Fall sein. In diesem Fall muss ein Vertreter, zum Beispiel ein Betreuer oder Bevollmächtigter, den Heimvertrag abschließen. Schließt die geschäftsunfähige Person gleichwohl den Heimvertrag ab, hängt die Wirksamkeit des Vertrags von der Genehmigung eines Bevollmächtigten oder Betreuers ab. Bis zur Erklärung der Genehmigung ist der von dem Geschäftsunfähigen abgeschlossene Vertrag schwebend unwirksam. Erst mit der erteilten Genehmigung wird die schwebende Unwirksamkeit beseitigt und der geschlossene Vertrag entfaltet seine volle Wirksamkeit. Fordert das Heimunternehmen die bevollmächtigte Person oder den Betreuer dazu auf, den geschlossenen Vertrag im Falle der Geschäftsunfähigkeit des Bewohners zu genehmigen, so muss die bevollmächtigte Person oder der Betreuer dies innerhalb von zwei Wochen, nachdem sie oder er die Aufforderung erhalten hat, tun. Andernfalls gilt die Genehmigung als verweigert. Bis zu einer Entscheidung durch die bevollmächtigte Person oder den Betreuer gilt der Vertrag zunächst als geschlossen. Bereits von den Vertragsparteien erbrachte Leistungen (Gewährung der Wohnung und Betreuung durch das Heimunternehmen sowie Zahlung des Entgelts durch den Bewohner oder die Bewohnerin) können also nicht zurückgefordert werden.

Vertragsbeginn und Vertragsdauer

Für den Vertragsbeginn ist die im Heimvertrag getroffene Vereinbarung maßgebend. Deshalb sollten im Vertrag der Beginn der Vertragsbeziehungen genau vereinbart und ein konkretes Datum bezeichnet werden.

Ein Heimvertrag wird grundsätzlich auf unbestimmte Zeit abgeschlossen. Hintergrund dieser gesetzlichen Regelung ist, dass pflegebedürftige Menschen, die in einer betreuten Wohnform leben, Sicherheit brauchen. Die Bewohner und Bewohnerinnen leben in dem gewählten Heim in der Regel bis zum Tod. Eine Ausnahme ist die Kurzzeitpflege, zum Beispiel im Anschluss an eine Krankenhausbehandlung für eine Übergangszeit, bis die pflegebedürftige Person wieder in die eigene Wohnung zurückkehren kann. Auch Wohnen auf Probe oder ein befristeter Leistungsbescheid der Pflegeversicherung können die Befristung des Heimver-

! ACHTUNG

Keine Zahlungsverpflichtung übernehmen!

Nicht selten fügen Heimunternehmen dem Vertragsangebot eine sogenannte Schuldbeitrittserklärung oder Haftungsübernahmeerklärung bei, die von den Angehörigen des Heimbewohners unterzeichnet werden soll. Mit einer entsprechenden Erklärung will die Pflegeeinrichtung die Angehörigen der pflegebedürftigen Person verpflichten, Zahlungsverpflichtungen für den Fall zu übernehmen, dass der Bewohner oder die Bewohnerin selbst seinen oder ihren finanziellen Verpflichtungen nicht (mehr) nachkommen kann. Wir raten dringend davon ab, eine solche Erklärung zu unterzeichnen.

! ACHTUNG

Vertrag kann schon vor Einzug ins Heim beginnen

Der Zeitpunkt des Vertragsbeginns muss nicht zwangsläufig auf den Tag des Einzugs in das Heim fallen. Wenn beispielsweise als Vertragsbeginn der 1.3. vereinbart ist, Sie aber erst am 10.3. ins Heim einziehen, so beginnt das Vertragsverhältnis dennoch am 1.3. zu laufen. Weil das Heimunternehmen seine Leistungen ab dem vereinbarten Vertragsbeginn bereitstellen muss, besteht für Sie zu diesem Zeitpunkt bereits die Zahlungspflicht. Achten Sie also darauf, dass schon zum Zeitpunkt des Vertragsbeginns die Leistungen der Pflegekasse zur Verfügung stehen.

trags rechtfertigen. Liegt eine Befristung des Heimvertrags nicht im Interesse des Heimbewohners, so ist sie ungültig und der Vertrag gilt auf unbestimmte Zeit abgeschlossen.

Inhalt des Heimvertrags

Die wesentlichen Inhalte des Vertrags zwischen dem Heimunternehmen und dem Heimbewohner oder der Heimbewohnerin sind gesetzlich vorschrieben. Dazu gehören

- die Umschreibung der einzelnen Leistungen des Heims nach Art, Inhalt und Umfang,
- die Beschreibung der für diese Leistungen jeweils zu zahlenden Entgelte, sowie gegebenenfalls die gesondert berechenbaren Investitionskosten,
- die Benennung der vorvertraglichen Informationen als Vertragsgrundlage und
- der Hinweis, inwieweit das Pflegeunternehmen bereit und verpflichtet ist, an Streitbeilegungsverfahren vor einer Verbraucherschlichtungsstelle teilzunehmen (→ Seite 155).

Leistungen des Heimunternehmens

Im Heimvertrag muss verbindlich festgelegt werden, welche Leistungen die Heimbewohnerin oder der Heimbewohner vom Heimunternehmen beanspruchen kann und in welcher Qualität die Leistungen erbracht werden müssen. Es ist zulässig, dass im

> **! WICHTIG**
>
> Im Heimvertrag müssen die Entgelte getrennt nach den Bestandteilen „Überlassung des Wohnraums“ und „Pflege- oder Betreuungsleistungen“ ausgewiesen werden. Wird daneben die Verpflegung als Teil der Betreuungsleistungen oder werden einzelne weitere Leistungen vereinbart, sind diese ebenfalls getrennt aufzuführen. Neben den einzelnen Entgelten muss auch das Gesamtentgelt angegeben werden.

Heimvertrag auf den jeweils aktuellen Rahmenvertrag zwischen den Pflegekassen und der Pflegeeinrichtung verwiesen wird. Entsprechende Vereinbarungen werden für jedes Bundesland geschlossen. Verhandlungspartner sind die Landesverbände der Pflegekassen, die Vereinigungen der Träger der stationären Pflegeeinrichtungen im Land und die Arbeitsgemeinschaften der überörtlichen Träger der Sozialhilfe unter Beteiligung des Medizinischen Dienstes sowie des Verbands der privaten Krankenversicherung. Im Rahmenvertrag werden standardisiert die Leistungen im Rahmen der pflegerischen Versorgung der pflegebedürftigen Personen festgelegt. Konkret wird zum Beispiel geregelt, welche Tätigkeiten im Rahmen der Körperpflege durchgeführt werden müssen oder was im Bereich Mobilität geleistet werden muss. Häufig werden dann Auszüge aus dem Rahmenvertrag als Anlagen dem Heimvertrag beigefügt.

Folgende Leistungen müssen im Heimvertrag erwähnt werden:

→ Achten Sie hinsichtlich der Überlassung des Wohnraums darauf, dass die Lage und die Ausstattung im Vertrag genau beschrieben werden. Hier kann zum Beispiel aufgenommen werden, wie groß das Zimmer ist und ob es über einen Balkon verfügt.

→ Die Pflege- und Betreuungsleistungen müssen nach Art, Inhalt und Umfang angegeben werden. Es ist ausreichend, wenn die wesentlichen Merkmale der vom Heimunternehmen geschuldeten Leistungen genannt werden.

→ Auch die vereinbarten Verpflegungsleistungen als Teil der Betreuungsleistungen müssen nach Art, Inhalt und Umfang angegeben werden, so beispielsweise die Anzahl von Mahlzeiten oder das Angebot von Wahlmöglichkeiten (zum Beispiel fleischhaltiges oder vegetarisches Mittagsgericht).

→ TIPP

Die detaillierte Beschreibung der vom Heimunternehmen geschuldeten Leistungen ist wichtig, weil der Bewohner oder die Bewohnerin nur die vertraglich vereinbarten Leistungen beanspruchen kann. Deshalb sollten Sie den Leistungskatalog im Vertragsangebot des Heims sorgfältig prüfen. Bei Leistungsmängeln können Sie nur dann das Entgelt kürzen, wenn die Pflege- und Betreuungsleistungen vom Heim geschuldet und vertraglich vereinbart sind.

Die vorvertraglichen Informationen des Heimunternehmens werden nicht automatisch Bestandteil des Heimvertrags und sind damit rechtlich nicht bindend. Diese müssen deshalb nochmals in den Heimvertrag übernommen und als Vertragsgrundlage benannt werden. Soll von den vorvertraglich gegebenen Informationen abgewichen werden, muss im Heimvertrag ausdrücklich darauf hingewiesen und die Abweichungen müssen gesondert kenntlich gemacht werden. Prüfen Sie deshalb den Vertragstext nochmals sorgfältig im Hinblick auf die überreichten vorvertraglichen Informationen, bevor Sie unterschreiben.

Zusatzleistungen

In manchen Pflegeheimen können auch Zusatzleistungen in Anspruch genommen werden. Diese müssen Sie individuell vereinbaren und zusätzlich zahlen. Zusatzleistungen sind beispielsweise besondere Komfortleistungen bei der Unterkunft, wie ein im Ver-

HINTERGRUND

Was ist Zusatzleistung, was Regelleistung?

Die Abgrenzung von Zusatzleistungen von den Regelleistungen kann im Einzelfall schwierig sein. Mit den Pflegesätzen und den Entgelten für Unterkunft und Verpflegung sind alle Leistungen abgegolten, die für die Unterbringung und Verpflegung sowie die Pflege der Pflegebedürftigen je nach Art und Schwere ihrer Pflegebedürftigkeit erforderlich sind. Die in diesem Umfang notwendigen Leistungen dürfen auch dann nicht gesondert als Zusatzleistungen in Rechnung gestellt werden, wenn sie besonders aufwendig sind und das Maß des Normalen überschreiten. Zu den notwendigen und damit nicht als Zusatzleistungen berechenbaren Leistungen gehören etwa eine besondere Diätkost (soweit diese krankheitsbedingt erforderlich ist) oder technisch besonders aufwendige Pflegebetten, soweit sie nach Art und Schwere der Pflegebedürftigkeit erforderlich sind.

gleich zu den übrigen Zimmern des Heims besonders luxuriös ausgestattetes Zimmer (besondere Größe oder Ausstattung zum Beispiel mit Balkon). Als Zusatzleistung kann aber auch eine besondere Verpflegung (Gourmetkost) oder eine zusätzliche pflegerische oder betreuende Leistung gewählt werden.

→ TIPP

Wenn Sie die vom Heimunternehmen angebotenen Zusatzleistungen nicht wünschen, lehnen Sie das Angebot ab und unterschreiben Sie die Vereinbarung nicht. Schließlich müssen nur schriftlich vereinbarte Zusatzleistungen bezahlt werden. Wenn Sie unsicher sind, ob eine angebotene Leistung als Regel- oder Zusatzleistung gilt, sollten Sie zunächst die Einrichtungsleitung ansprechen. Als Ansprechpartner kommt auch der Heimbeirat in Betracht. Informieren können Sie sich außerdem bei der Pflegekasse. Sie weiß, was zu den Regelleistungen gehört.

Heimentgelt

Bewohner eines Pflegeheims verpflichten sich mit Unterzeichnung des Vertrags, das vereinbarte Entgelt zu zahlen. Wer einen Platz in einem Pflegeheim sucht, sollte nicht nur auf die Ausstattung und Lage des Heims achten. Auch bei den Preisen kann es von Heim zu Heim Unterschiede geben. Im Pflegevertrag müssen neben den Leistungen die zu zahlenden Entgelte für das Wohnen, die Pflege- oder Betreuungsleistungen, die Verpflegung sowie die Investitionskosten benannt werden. Außerdem werden die Ausbildungspauschale oder Ausbildungsplatzumlage und eventuell weitere vereinbarte (Zusatz-)Leistungen jeweils einzeln ausgewiesen.

Pflegekosten

Die Kosten für Pflege und Betreuung (insbesondere für das Pflegepersonal) machen den größten Anteil der monatlichen Pflegeheimkosten aus. Diese Kosten, auch Pflegesatz genannt, können die Heimunternehmen nicht frei bestimmen. Sie müssen die Pflegesätze mit den Pflegekassen und Sozialhilfeträgern aushandeln. Diese Institutionen sollen für die Interessen der Bewohner eintreten und dafür sorgen, dass die Pflegekosten angemessen bleiben. Einen Teil der Pflege- und Betreuungskosten übernimmt – abhängig vom festgestellten Pflegegrad – die Pflegekasse. Die Leistung der Pflegeversicherung geht direkt an das Pflegeheim. Die Kosten, die dann ungedeckt bleiben, müssen die Bewohner selber tragen. Das ist die sogenannte pflegerische Eigenbeteiligung.

Kosten für Verpflegung und Unterkunft

Zu den monatlichen Heimkosten gehören neben der Pflege die Kosten für Unterkunft und Verpflegung. Sie sind vom Heimbewohner allein zu tragen, denn diese hätte er auch, wenn er nicht pflegebedürftig wäre. Zu den Pflege- und Unterkunftskosten (auch Hotelkosten genannt) gehören Nebenkosten wie Heizung, Strom und Wasser, daneben auch Kosten für die Zimmerreinigung und das Zubereiten der Mahlzeiten. Die Kosten für Unterkunft und Verpflegung sind abhängig von der Region, der Einrichtung und der Zimmergröße. Die Unterschiede sind je nach Bundesland erheblich (→ Seite 68).

Investitionskosten

Zu den Investitionskosten gehören alle Aufwendungen des Heimunternehmens rund um die Herstellung, Anschaffung und Instandsetzung der Pflegeheimgebäude und der technischen Anlagen. Die Aufwendungen werden auf einen monatlichen Betrag umgerechnet und jedem Bewohner in Rechnung gestellt. Je nach Förderung der Einrichtung durch die Länder sind die Investitionskosten unterschiedlich hoch. Auch hier gibt es regionale Unterschiede (→ Seite 69).

Ausbildungskosten

Je nach Heim und Bundesland kann das Heimunternehmen den Bewohnern einen Beitrag zur Ausbildungsvergütung in Rechnung stellen. Damit sollen die Kosten für die Vergütung von Auszubildenden in Pflegeeinrichtungen finanziert werden (→ Seite 71).

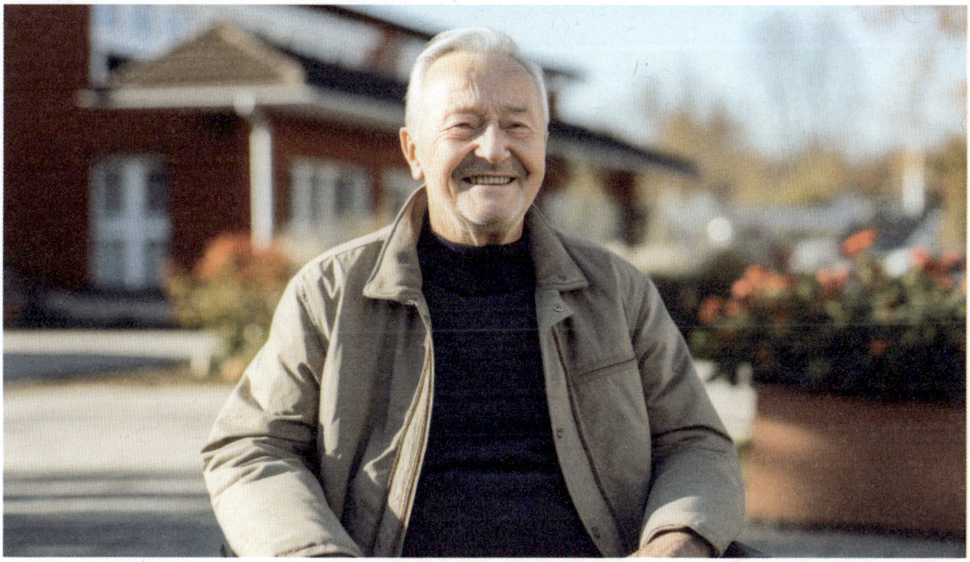

Kosten für Zusatzleistungen

Über die üblichen Leistungen hinaus können selbst zahlende Bewohner, also Personen, für die das Sozialamt keine Zusatzleistungen übernimmt, mit dem Pflegeheim auf eigene Kosten Zusatzleistungen vereinbaren. Damit sind vor allen Dingen Komfortleistungen für Unterkunft und Verpflegung und besondere pflegerisch-betreuende Leistungen gemeint (→ Seite 72).

Streitbeilegungsverfahren

Bei Streitigkeiten mit dem Heimunternehmen, die sich aus einem Heimvertrag ergeben, können Heimbewohner die Hilfe staatlicher oder staatlich anerkannter Schlichtungsstellen in Anspruch nehmen. In allen geschlossenen Verträgen muss zwingend ein Hinweis enthalten sein, ob das Heim bereit ist, an einem Schlichtungsverfahren teilzunehmen. Zudem müssen geeignete Schlichtungsstellen genannt werden, an die Sie sich wenden können. Die entsprechenden Informationen müssen von der Pflegeeinrichtung im Heimvertrag auch dann erteilt werden, wenn sie keine Webseite unterhält und keine allgemeinen Geschäftsbedingungen verwendet.

CHECKLISTE

Prüfung des Heimvertrags

Diese Liste soll Ihnen helfen, zu prüfen, ob ein Heimvertrag alle gesetzlich vorgeschriebenen Punkte enthält und rechtskonform formuliert ist.

Verbraucherschutz

- ☐ Verbraucherschützende Regelungen finden Sie im Wohn- und Betreuungsvertragsgesetz. Vereinbarungen, die zu Ihrem Nachteil von den Vorschriften dieses Gesetzes abweichen, sind unwirksam.

Schriftform

- ☐ Der Vertrag muss schriftlich abgeschlossen werden.
- ☐ Ein nicht schriftlich geschlossener Vertrag ist wirksam, jedoch sind solche Vertragsbestimmungen, die zu Ihren Lasten von den gesetzlichen Regelungen abweichen, unwirksam.
- ☐ Achten Sie darauf, dass Ihnen ein Vertragsexemplar für Ihre Unterlagen ausgehändigt wird.

Vertragspartner

- ☐ Der Vertrag wird zwischen dem Heimunternehmen und dem oder der Pflegebedürftigen abgeschlossen.
- ☐ Der Vertrag kann auch von einem bevollmächtigten Familienangehörigen oder einem Betreuer unterzeichnet werden. In diesem Fall muss bei der Unterschrift unbedingt „in Vertretung“ hinzugefügt werden. Andernfalls wäre der Unterzeichner Vertragspartner und damit zur Zahlung des Entgelts verpflichtet.

Vertragsdauer

- ☐ Der Vertrag läuft üblicherweise auf unbestimmte Zeit.
- ☐ Der Abschluss eines befristeten Vertrags ist nur zulässig, wenn die Befristung Ihren Interessen nicht widerspricht (zum Beispiel, weil eine konkrete Wartezeit überbrückt werden muss, bis der Wunschplatz frei ist).
- ☐ Widerspricht die Befristung Ihren Interessen, gilt der Vertrag grundsätzlich für unbestimmte Zeit.

Mindestinhalt

Der Vertrag muss Informationen darüber enthalten,

- ☐ welche Leistungen der Heimunternehmer erbringt,
- ☐ welche Kosten Sie zahlen müssen,

- ☐ in welchem Umfang die vorvertraglichen Informationen in den Vertragsinhalt mit einbezogen werden,
- ☐ inwieweit das Heimunternehmen bereit oder verpflichtet ist, an Streitbeilegungsverfahren vor einer Verbraucherschlichtungsstelle teilzunehmen.

Angaben zu Leistungen

- ☐ Kraft Gesetzes muss das Heimunternehmen im Vertrag ausführlich und umfassend aufführen, welche Leistungen das Pflegeheim zu erbringen hat. Prüfen Sie, ob alle besprochenen Pflege- und Betreuungsleistungen (zum Beispiel Größe und Ausstattung des Wohnraums, Art und Anzahl der Mahlzeiten) im Vertrag enthalten sind.
- ☐ Achten Sie vor allem darauf, ob Zusatzleistungen, die individuell mit dem Heim vereinbart wurden, im Vertrag aufgeführt sind.
- ☐ Anstatt die verschiedenen Pflege- und Betreuungsleistungen ausdrücklich in den Vertrag aufzunehmen, kann der Heimunternehmer auch einfach auf seine vorvertraglichen Informationen verweisen. Prüfen Sie, ob der Vertrag einen entsprechenden Verweis enthält, wenn die Leistungen nicht ausdrücklich im Vertrag aufgeführt sind.

Angaben zu Kosten

- ☐ Prüfen Sie, ob im Vertrag alle Kosten, die auf Sie zukommen, klar und verständlich aufgeführt sind.
- ☐ Im Vertrag müssen sowohl der Gesamtbetrag als auch die Kosten für einzelne Leistungen (zum Beispiel für Verpflegung, Wohnraum, Pflege- und Betreuungsleistungen) genannt werden.

Abweichung von vorvertraglichen Informationen

- ☐ Prüfen Sie, ob der Vertrag Regelungen enthält, die von den vorvertraglichen Informationen abweichen.
- ☐ Wenn der Betreiber von seinen vorvertraglichen Informationen abweichen will, muss er dies im Vertrag besonders kenntlich machen (zum Beispiel durch Fettdruck oder durch Unterstreichungen).

Entgelterhöhung

- ☐ Prüfen Sie, ob der Vertrag eine Regelung für Preiserhöhungen enthält.
- ☐ Preiserhöhungen sind nur zulässig, wenn sich Berechnungsgrundlagen ändern, der Betreiber darüber schriftlich informiert und begründet, warum dies notwendig ist.

Hinweis auf Streitbeilegungsverfahren

- ☐ Im Vertrag muss angegeben werden, inwieweit das Heimunternehmen bereit und verpflichtet ist, an Streitbeilegungsverfahren vor einer Verbraucherschlichtungsstelle teilzunehmen.
- ☐ Hat sich der Betreiber zur Teilnahme an einem Streitbeilegungsverfahren verpflichtet, muss er im Vertrag auf die zuständige Stelle hinweisen (Adresse, Website).

Sicherheitsleistungen

- ☐ Der Betreiber kann von Privatzahlern eine Sicherheitsleistung verlangen und sich so gegen mögliche Schäden absichern. Die Kaution darf das doppelte Monatsentgelt nicht übersteigen und kann entweder in drei Monatsraten beglichen oder durch eine Bankbürgschaft beigebracht werden. Weitere Sicherheitsleistungen sind nicht zulässig, auch nicht die Übernahme einer Bürgschaft oder ein Schuldbeitritt.
- ☐ Wer Leistungen der Pflegekasse oder eines Sozialhilfeträgers erhält, muss keine Sicherheitsleistung hinterlegen. Eine anderslautende Vertragsklausel ist unwirksam.

Kündigung

- ☐ Prüfen Sie, ob die Kündigungsregelungen im Vertrag den gesetzlichen Vorschriften entsprechen. Regelungen, die zu Ihren Lasten vom Gesetz abweichen, sind unwirksam.
- ☐ Grundsätzlich wird der Heimvertrag auf unbestimmte Zeit abgeschlossen (siehe oben). Sie können den Vertrag bis zum dritten Werktag des laufenden Monats kündigen. Der Vertrag endet dann am Monatsende.
- ☐ In den ersten zwei Wochen nach Vertragsschluss können Sie jederzeit fristlos kündigen.
- ☐ Bei einer Erhöhung des Entgelts können Sie jederzeit zu dem Zeitpunkt kündigen, zu dem der Betreiber die Erhöhung des Entgelts verlangt.
- ☐ Das Heimunternehmen kann den Vertrag nur ausnahmsweise kündigen, etwa wenn es den Betrieb einstellt oder Sie für zwei aufeinanderfolgende Monate mit der Zahlung des Entgelts in Verzug sind.

Prüfung des Vertrags

- ☐ Lassen Sie sich Zeit und prüfen Sie den Vertrag gründlich. Lassen Sie sich nicht zum Vertragsschluss drängen.
- ☐ Unterschreiben Sie den Vertrag nicht ungelesen, auch wenn Sie dringend auf einen Heimplatz angewiesen sind.
- ☐ Lassen Sie sich Vertragsklauseln erklären, wenn Sie diese nicht verstehen.
- ☐ Holen Sie Rat ein, wenn Fragen offenbleiben.

Wie wird der Umzug ins Heim organisiert?

Sobald Sie einen Heimplatz gefunden haben, muss der Umzug ins Heim organisiert werden. Meist ist das mit viel Stress und Aufregung verbunden. Viele Pflegebedürftige verlassen nur ungern ihre gewohnte Umgebung, um im Heim noch einmal neu anzukommen. Umso wichtiger ist es, den Umzug ins Heim gut vorzubereiten, damit der Start dort reibungslos funktioniert.

→ Sobald Sie einen Platz im Pflegeheim gefunden und den Heimvertrag abgeschlossen haben, sollten Sie damit beginnen, die alte Wohnung Schritt für Schritt aufzulösen.

→ Vor dem Umzug ins Heim müssen unter Umständen Verträge geändert oder gekündigt und Behörden, Unternehmen, Verwandte, Freunde und Bekannte über den Wohnungswechsel benachrichtigt werden.

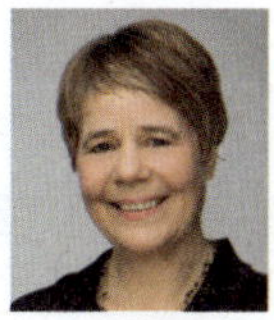

Barbara Schmitz leitet den Pflegewegweiser NRW, pflegewegweiser-nrw.de
„Eine individuelle Pflegeberatung hilft nicht nur bei der Organisation ambulanter Hilfe, sondern unterstützt auch dabei, den Übergang in eine passende stationäre Einrichtung in der Region gut zu planen."

→ Sie müssen alle persönlichen Gegenstände packen, die ins Heim mitgenommen werden sollen.

→ Es ist sinnvoll, wichtige Dokumente bei der Heimverwaltung in Kopie zu hinterlegen, sodass diese im Notfall darauf zugreifen kann.

CHECKLISTE

Vorbereitung des Einzugs ins Pflegeheim

Diese Liste kann Ihnen helfen, den Umzug ins Pflegeheim gut vorzubereiten.

Wohnung auflösen

- ☐ Kündigen Sie rechtzeitig den Mietvertrag, wenn Sie zur Miete wohnen. Die Kündigungsfrist beträgt üblicherweise drei Monate.
- ☐ Klären Sie, ob und in welchem Umfang Renovierungsarbeiten notwendig sind.
- ☐ Vereinbaren Sie mit dem Vermieter einen Wohnungsübergabetermin.

Wenn Sie in Ihrem eigenen Haus oder in Ihrer Eigentumswohnung wohnen:

- ☐ Entscheiden Sie, ob Sie die Immobilie vermieten oder verkaufen wollen.
- ☐ Klären Sie mit der Heimleitung ab, ob und wenn ja, welche Möbelstücke Sie mitbringen können.
- ☐ Überlegen Sie, was mit den Möbeln und Gegenständen geschehen soll, die Sie nicht ins Heim mitnehmen können (verkaufen, verschenken, entsorgen)?
- ☐ Veranlassen Sie gegebenenfalls rechtzeitig die Entrümpelung des Kellers und des Dachbodens.
- ☐ Wenn Haustiere vorhanden sind: Klären Sie, wer die Tiere übernimmt oder ob die Tiere ins Heim mitgenommen werden dürfen.

Adress- und Vertragsänderungen, Kündigungen

- ☐ ambulanten Pflegedienst kündigen
- ☐ Energielieferant (Gas, Wasser, Strom) kündigen
- ☐ GEZ kündigen
- ☐ Telefon- und Kabelanschluss kündigen
- ☐ Hausnotrufsystem kündigen
- ☐ Mahlzeitendienst kündigen
- ☐ bei Stadt- oder Gemeindeverwaltung ummelden
- ☐ Krankenkasse und Pflegekasse über den Umzug ins Pflegeheim informieren
- ☐ Rentenversicherungsträger benachrichtigen
- ☐ Verwandte, Freunde und Bekannte benachrichtigen
- ☐ behandelnde Ärzte über Umzug informieren
- ☐ Nachsendeantrag bei der Post stellen
- ☐ Bank informieren
- ☐ Daueraufträge, die mit der bisherigen Wohnung zusammenhängen, kündigen
- ☐ Zeitschriftenabos kündigen oder auf neue Adresse umschreiben lassen
- ☐ Vereinsmitgliedschaften kündigen oder neue Adresse mitteilen

- ☐ klären, welche Versicherungen noch benötigt werden und gegebenenfalls überflüssige Versicherungen (zum Beispiel Hausratversicherung) kündigen

Persönliche Gegenstände packen

- ☐ Jacken, Mäntel, Hosen, Blusen, Hemden, T-Shirts, Unterwäsche, Strümpfe, Röcke, Kleider, Mützen, Hut, Schal, Handschuhe
- ☐ Morgenmantel, Hausanzug
- ☐ Schuhe, Hausschuhe
- ☐ Hilfsmittel (zum Beispiel Rollator, Rollstuhl, Hörgerät)
- ☐ Brille
- ☐ Zahnprothesen
- ☐ Kalender
- ☐ Handtaschen
- ☐ Erinnerungsstücke
- ☐ Bilder und Fotoalben
- ☐ Bücher
- ☐ Hygieneartikel (zum Beispiel Duschgel, Shampoo, Deodorant, Cremes, Rasierapparat)
- ☐ Waschlappen und Handtücher
- ☐ eventuell Bettwäsche
- ☐ Möbel, falls möglich und gewünscht
- ☐ eventuell die eigene Matratze
- ☐ eventuell etwas Geschirr
- ☐ Fernseher, Radio
- ☐ Handy

Dokumente fürs Heim zusammenstellen

- ☐ Heimanmeldung
- ☐ Medikamentenplan des Arztes
- ☐ Ausweis für Zuzahlungsbefreiung
- ☐ Arztberichte und alle Befunde
- ☐ vorhandene Krankenhausberichte
- ☐ Liste der behandelnden Ärzte
- ☐ Versichertenkarte der Krankenkasse
- ☐ Pflegegutachten
- ☐ Bescheid der Pflegekasse über den Pflegegrad
- ☐ Allergieausweis
- ☐ Blutdruckpass
- ☐ Defibrillatorpass
- ☐ Diabetikerpass
- ☐ Brillenpass
- ☐ Zahnarzt-Bonusheft
- ☐ Impfpass
- ☐ Herzschrittmacherpass
- ☐ Inkontinenzbescheinigung
- ☐ Personalausweis
- ☐ Rentenbescheid
- ☐ Schwerbehindertenausweis
- ☐ Bestattungsvorsorge
- ☐ Patientenverfügung
- ☐ Betreuungsverfügung
- ☐ Vorsorgevollmacht

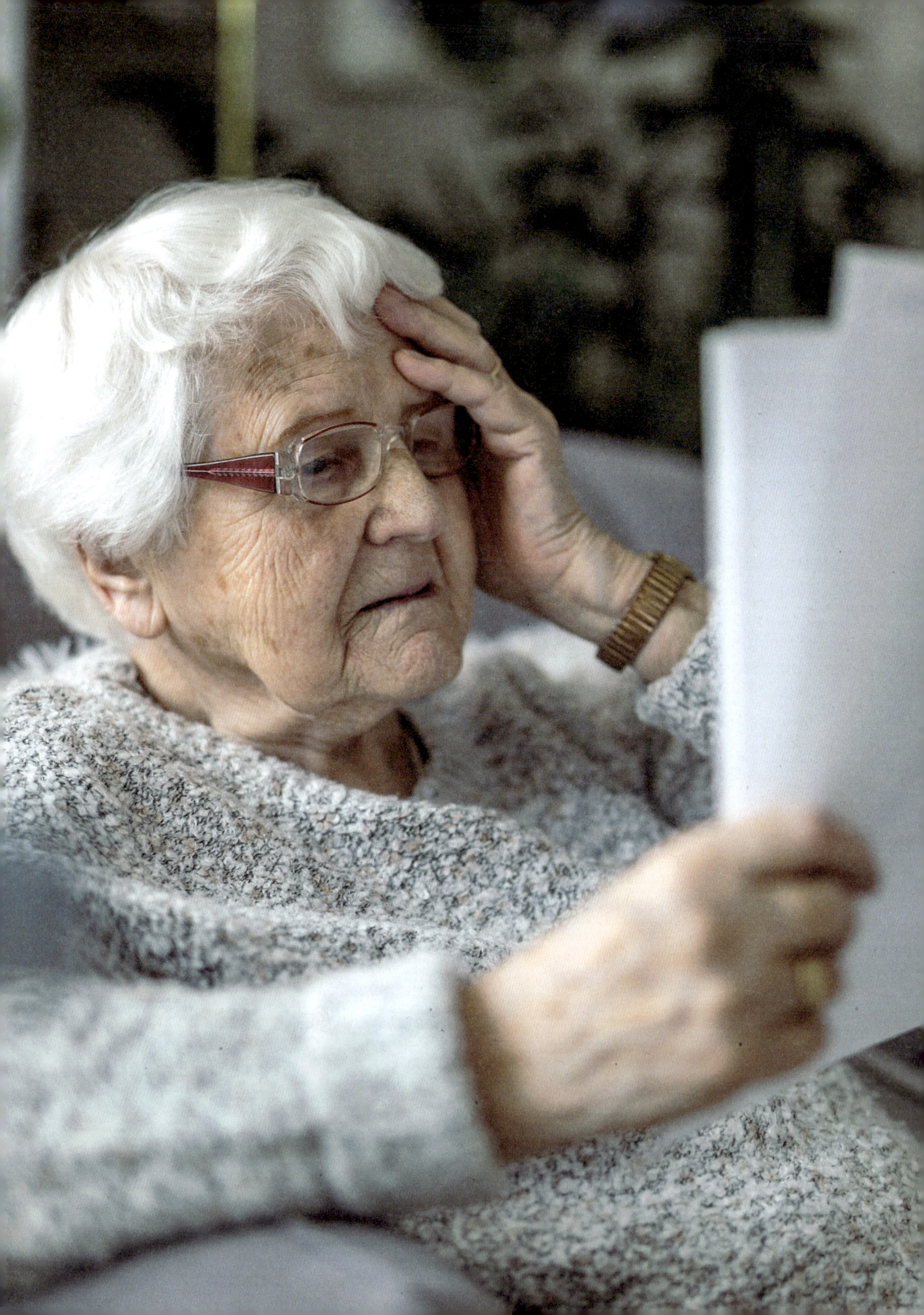

Heimkosten und Heimentgelt

Es ist für Laien nicht einfach zu durchschauen, wie sich die Kosten für die Unterbringung in einem Pflegeheim zusammensetzen und welche Teile davon die Pflegekasse zahlt. Wir erklären dies in diesem Kapitel ausführlich und erläutern, wann das Pflegeheim die Kosten erhöhen und die Bewohnerin oder der Bewohner eine Kürzung verlangen darf.

Die Preise im Pflegeheim setzen sich aus verschiedenen Bestandteilen zusammen. Einen Teil der Kosten zahlt die Pflegekasse, die übrigen Kosten muss der Bewohner oder die Bewohnerin aus der eigenen Tasche zahlen. Haben sich die Heimkosten erhöht, kann das Heimunternehmen nicht ohne Weiteres das Entgelt erhöhen. Es muss zunächst mit der Pflegekasse oder dem Sozialhilfeträger die Entgelte neu verhandeln. Der Heimbewohner oder die Heimbewohnerin kann eine Kürzung des Entgelts verlangen, wenn das Heim geschuldete Leistungen nicht oder nicht vollständig erbringt, die Leistungen mangelhaft sind oder wenn er oder sie längere Zeit nicht im Heim wohnt. Unter Umständen können die Heimkosten von der pflegebedürftigen Person oder von Angehörigen steuerlich als außergewöhnliche Belastungen geltend gemacht werden.

Wie setzen sich die Pflegeheimkosten zusammen?

Die Entgelte für das Pflegeheim setzen sich aus diesen Kosten des Heimunternehmens zusammen:

- Kosten für Pflege und Betreuung,
- Kosten für Verpflegung und Unterkunft,

- Investitionskosten,
- Ausbildungskosten,
- Zusatzleistungen.

Kosten für Pflege und Betreuung

Die Kosten für Pflege und Betreuung umfassen die Aufwendungen für die allgemeinen Pflegeleistungen. Pflegebedingte Aufwendungen sind alle für die Versorgung des oder der Pflegebedürftigen erforderlichen Pflegeleistungen der Pflegeeinrichtung, die der Art und Schwere seiner oder ihrer Pflegebedürftigkeit angemessen sind. Zu den allgemeinen Pflegeleistungen stationärer Einrichtungen zählen neben körperlichen Pflegemaßnahmen auch die medizinische Behandlungspflege, soweit dafür nicht die Krankenkasse aufkommen muss.

Zu den pflegebedingten Aufwendungen gehört zudem die Betreuung des pflegebedürftigen Menschen. Das sind beispielsweise Hilfen zur Gestaltung des persönlichen Alltags und zu einem Leben in der Gemeinschaft (zum Beispiel kulturelle Gemeinschaftsveranstaltungen, Begleitung bei Spaziergängen) sowie Hilfen zur Erledigung persönlicher Angelegenheiten und zur Bewältigung von Lebenskrisen (zum Beispiel Begleitung bei Behördengängen, Gesprächsangebote zu persönlichen Fragen wie Alter und Sterben).

GUT ZU WISSEN

Das Heimunternehmen muss den Bewohner oder die Bewohnerin nicht nur über das allgemeine Leistungsangebot informieren, sondern auch ganz konkret über die Leistungen, die für ihn oder sie in Betracht kommen. Dazu gehört auch eine Aufstellung der Kosten für die einzelnen Leistungen (aufgeteilt nach Unterkunft, Verpflegung, Pflege und Betreuung, Investitionen, Ausbildungskosten). Ist der Heimträger seinen vorvertraglichen Informationspflichten nicht oder nur unzureichend nachgekommen und kommt es zum Abschluss eines Heimvertrags, kann der Bewohner oder die Bewohnerin den Vertrag jederzeit ohne Einhaltung einer Frist kündigen.

Kosten für Unterkunft und Verpflegung

Zu den Heimkosten gehören auch die Kosten für Unterkunft und Verpflegung. In den Kosten für die Verpflegung sind auch die Personalkosten enthalten.

Alle zahlen dieselben Verpflegungskosten – nur bei der Sondennahrung gibt es eine Ausnahme.

In den Entgelten für Unterkunft und Verpflegung dürfen keine Investitionskosten berücksichtigt werden. Der gelegentlich verwendete Begriff „Unterkunftskosten“ ist deshalb irreführend. In diesem Zusammenhang geht es nicht um eine Wohnraummiete oder um Kosten, wie sie zum Beispiel mit der Unterkunft in einem Hotel entstehen. Diese Aufwendungen gehören zu den Investitionskosten (siehe unten). Im Entgelt für Unterkunft sind dagegen ausschließlich Betriebs- und Nebenkosten enthalten, insbesondere Personal- und Sachkosten für

- → die Ver- und Entsorgung (zum Beispiel Strom-, Gas-, Wasserversorgung, Abwasser- und Abfallentsorgung),
- → die Reinigung des Wohnraums und der Gemeinschaftsräume,
- → die Wartung und Unterhaltung des Gebäudes, der Einrichtung und Ausstattung, der technischen Anlagen und Außenanlagen,
- → die Wäscheversorgung,
- → Aufwendungen für Veranstaltungen zur Förderung des Gemeinschaftslebens.

Investitionskosten

Einen bedeutenden Teil der Heimkosten machen die Investitionskosten des Heimunternehmens aus. Darunter fallen alle Aufwendungen, die für Anschaffung, Nutzung und Erhaltung von Gebäuden und Anlagen anfallen, sofern sie wesentlich für den Betrieb der Pflegeeinrichtung sind. Vergleichbar sind die Investitionskosten in etwa mit der Kaltmiete bei einer Mietwohnung.

Um Investitionskosten handelt es sich bei Aufwendungen

- → für Maßnahmen einschließlich Kapitalkosten, die dazu bestimmt sind, die für den Betrieb der Pflegeeinrichtung notwendigen Gebäude und sonstigen abschreibungsfähigen Anlagegüter herzustellen, anzuschaffen, wiederzubeschaffen, zu ergänzen, instand zu halten oder instand zu setzen; ausgenommen sind die zum Verbrauch bestimmten Güter (zum Beispiel Einmalhandschuhe), die den allgemeinen Pflegekosten zuzuordnen sind,
- → für den Erwerb und die Erschließung von Grundstücken,
- → für Miete, Pacht, Erbbauzins, Nutzung oder Mitbenutzung von Grundstücken, Gebäuden oder sonstigen Anlagegütern,
- → für den Ankauf oder die innerbetriebliche Umstellung von Pflegeeinrichtungen,
- → für die Schließung von Pflegeeinrichtungen oder ihre Umstellung auf andere Aufgaben.

Zu den Investitionskosten gehören zum einen die Kosten für das eigene Zimmer (vergleichbar mit der „Kaltmiete"), zum anderen aber auch die „Mietkosten" für andere Räumlichkeiten in der Pflegeeinrichtung (zum Beispiel Gemeinschaftsräume, Küche, Pflegebäder). Hinzu kommen beispielsweise die Baukosten und Kosten für Instandhaltung und Instandsetzung (zum Beispiel notwendige Reparaturen oder Renovierung der Gemeinschaftsräume).

Welche Investitionskosten letztlich im Pflegesatz berücksichtigt und auf die Heimbewohner umgelegt werden können, hängt davon ab, ob es sich um eine geförderte oder nicht geförderte Einrichtung handelt. Zwar sind die berücksichtigungsfähigen Kosten bei geförderten und nicht geförderten Einrichtungen gleich, geförderte Einrichtungen können allerdings Kosten, die bereits durch Fördermittel gedeckt sind, nicht auf die Heimbewohner umlegen (keine Doppelfinanzierung). Somit darf in diesem Fall nur der nicht durch die öffentliche Förderung gedeckte Teil der betriebsnotwendigen Aufwendungen berücksichtigt werden. Deshalb müssen sich geförderte Pflegeeinrichtungen die Berechnungen durch die zuständige Behörde der Bundesländer genehmigen lassen. Dagegen müssen Pflegeheime, die nicht gefördert wurden, ihre Investitionskosten den zuständigen Behörden lediglich anzeigen.

Die öffentliche Förderung der Pflegeeinrichtungen ist in allen Bundesländern stark zurückgegangen oder ganz eingestellt worden. Gründe sind in erster Linie die knappen Kassen der Bundesländer und Kommunen, ferner der gesetzlich verankerte Grundsatz, dass die häusliche Pflege Vorrang haben soll.

Vom Heimunternehmen dürfen nur die „betriebsnotwendigen Kosten“ umgelegt werden. Das ist der Fall, wenn eine Aufwendung sowohl der Sache als auch der Höhe nach für das Heim erforderlich ist. Damit sind alle Investitionskosten betriebsnotwendig, wenn sie dazu dienen, den Betrieb der Einrichtung aufrechtzuerhalten oder zu verbessern. Maßgebend ist in diesem Zusammenhang insbesondere der Versorgungsauftrag der Einrichtung, wie er im Versorgungsvertrag mit den Einrichtungsträgern und in den Heimverträgen mit den Bewohnern festgelegt ist.

Der Anteil der Investitionskosten am Heimentgelt hängt nicht zuletzt von der Ausstattung und der Lage des Pflegeheims ab. Eine Einrichtung mit einer anspruchsvolleren Ausstattung wird höhere Investitionen beanspruchen als Einrichtungen, die einen geringeren Standard aufweisen.

→ TIPP

Erkundigen Sie sich rechtzeitig vor Abschluss des Heimvertrags, ob und welche Investitionen vom Heimunternehmen in absehbarer Zeit geplant und welche Investitionen in letzter Zeit durchgeführt worden sind. So erfahren Sie auch, ob es einen Investitionsstau gibt.

Grundsätzlich haben Sie keinen Anspruch darauf, Einsicht in die kalkulatorischen Un-

GUT ZU WISSEN

Heimbeirat muss einbezogen werden

Bei der Verhandlung neuer Pflegesätze kommt dem Heimbeirat besondere Bedeutung zu. Diese Vertretung der Heimbewohner muss im Rahmen bevorstehender Pflegesatzverhandlungen vom Heim über den Umfang der geforderten Entgelterhöhung schriftlich informiert werden und ihr muss Gelegenheit gegeben werden, sich mit der vorgesehenen Entgelterhöhung zu befassen. Deshalb müssen den Beiratsmitgliedern die kalkulatorischen Grundlagen für die beabsichtigte Entgelterhöhung dargestellt und erläutert werden. Das Heimunternehmen muss vor Beginn der Pflegesatzverhandlungen eine Stellungnahme des Heimbeirats einholen.

terlagen des Heimunternehmens zu nehmen. Nur bei einer Entgelterhöhung bei Änderung der Berechnungsgrundlage muss man Ihnen rechtzeitig die Gelegenheit geben, die Angaben des Heims durch Einsichtnahme in die Kalkulationsunterlagen zu überprüfen. Von dieser Gelegenheit sollten Sie bei einer Entgelterhöhung unbedingt Gebrauch machen. Die Überprüfung der Investitionskosten des Heimunternehmens ist auch dann zulässig, wenn sich andere Teile des Entgelts (zum Beispiel für Unterkunft und Verpflegung) ändern. Es muss sich nicht um Änderungen, die nur die Investitionskosten betreffen, handeln.

Ausbildungsumlage

Zu den umlagefähigen Kosten des Pflegeheims gehören auch die Ausbildungskosten. Damit sollen die Kosten für die Vergütung von Auszubildenden in der Pflege finanziert werden. Die entsprechenden Kosten treten unter unterschiedlichen Bezeichnungen auf, zum Beispiel Ausbildungszuschlag, Ausbildungsumlage oder Ausbildungsfinanzierungsbeitrag.

Der Ausbildungszuschlag wird von den Pflegeeinrichtungen mit den Landesverbänden der Pflegekassen sowie den zuständigen Sozialträgern verhandelt und von der Landesbehörde festgelegt. Daraufhin kann ein ausbildendes Pflegeheim die Kosten wiederum auf die Pflegeheimbewohner umlegen. Da es zwei verschiedene Ausbildungssysteme gibt, ist es möglich, dass zwei Kostenpositionen zur Refinanzierung der Ausbildungen abgerechnet werden. Ob die entsprechenden Kosten bei der Berechnung des Heimentgelts einkalkuliert werden, ist von Bundesland zu Bundesland und Heim zu Heim unterschiedlich. Es gibt Bundesländer, in denen die Ausbildungskosten nicht Teil der Heimkosten sind.

> **GUT ZU WISSEN**
>
> Die Abgrenzung notwendiger Leistungen von Zusatzleistungen erfolgt durch Rahmenverträge zwischen den Landesverbänden der Pflegekassen mit den Vereinigungen der Träger der stationären Pflegeeinrichtungen.

Zusatzleistungen

Heimunternehmen können mit Ihnen bestimmte Leistungen als Zusatzleistungen vereinbaren, die gesondert berechnet werden. Dabei handelt es sich um besondere Komfortleistungen bei Unterkunft und Verpflegung sowie zusätzliche pflegerisch-betreuende Leistungen. Notwendige Leistungen bei Unterkunft und Verpflegung sowie der Pflege können jedoch nicht Gegenstand einer Zusatzvereinbarung werden.

Zusatzleistung bei Unterkunft und Verpflegung

Leistungen, die für die Unterbringung und Verpflegung der pflegebedürftigen Person nach Art und Schwere ihrer Pflegebedürftigkeit erforderlich sind, können keine Zusatzleistungen sein. Sie sind mit den von den Pflegekassen vereinbarten Entgelten für Unterkunft und Verpflegung abgegolten. Notwendige Leistungen dürfen selbst dann nicht gesondert berechnet werden, wenn sie – wie beispielsweise eine besondere Diätkost oder technisch besonders aufwendige Pflegebetten – das normale Maß überschreiten. Als gesondert berechenbare Zusatzleistungen kommen beispielsweise ein besonders großes oder im Vergleich zu übrigen Zimmern des Heims luxuriös ausgestattetes Zimmer oder das Angebot eines Wahlessens in Betracht.

Zusatzleistung bei Pflege

Grundsätzlich sind auch „Wahlleistungen" bei der pflegerischen Betreuung zulässig. Da die durch den Pflegesatz abgedeckte Grundpflege alle pflegerischen Maßnahmen umfasst, die unter Berücksichtigung des Grads der Pflegebedürftigkeit erforderlich sind, sind hier Zusatzleistungen in der Praxis eher

> **ACHTUNG**
>
> Zusatzleistungen können nur mit selbst zahlenden Heimbewohnern vereinbart werden. Von der Sozialhilfe werden entsprechende Leistungen nicht übernommen. Das Heimunternehmen darf nur dann zusätzliche Leistungen gesondert in Rechnung stellen, wenn dies vorher schriftlich vereinbart worden ist. Ohne eine solche Vereinbarung darf kein Entgelt für zusätzliche Leistungen verlangt werden.

selten. Gleichwohl gibt es auch bei der personenbezogenen Pflege zusätzliche Betreuungsleistungen, die zwar nicht notwendig, aber nützlich sind oder zum allgemeinen Wohlbefinden der pflegebedürftigen Person beitragen. Hierzu gehören beispielsweise eine zeitintensive „Schönheitspflege“ wie Maniküren oder Pediküren, die über die notwendige „Nagelpflege“ hinausgehen.

Welchen Kostenanteil muss der oder die Pflegebedürftige tragen?

Die soziale Pflegeversicherung sichert als „Teilkaskoversicherung“ nur einen Teil des Risikos der Pflegebedürftigkeit ab. Die Pflegekasse beteiligt sich an den Kosten für Pflege und Betreuung. Den nicht durch die Pflegeversicherung abgedeckten Teil der Pflege- und Betreuungskosten (Eigenanteil) muss der oder die Pflegebedürftige selbst tragen, außerdem die Kosten für Unterkunft und Verpflegung, die Investitionskosten, die Ausbildungsumlage und die Kosten für etwaige Zusatzleistungen. Bei der Auswahl eines geeigneten Pflegeheims sind deshalb nicht nur die Ausstattung und Lage von Bedeutung, auch bei den Preisen gibt es von Heim zu Heim Unterschiede.

HINTERGRUND

Soziale versus private Pflegeversicherung

In diesem Ratgeber ist meist von der „sozialen“ oder „gesetzlichen“ Pflegeversicherung die Rede, durch die alle Personen abgesichert sind, die Mitglied in einer gesetzlichen Krankenkasse sind. Privat Versicherte werden durch eine „private“ Pflegeversicherung abgesichert. Hier werden von den Versicherern zwar unterschiedliche Tarife angeboten, allerdings müssen alle Versicherungen gleichwertige Grundleistungen wie die soziale Pflegeversicherung erbringen. Auch die Anspruchsvoraussetzungen und die Einteilung in Pflegegrade entsprechen dem Sozialgesetzbuch XI.

Kosten, die die Pflegeversicherung übernimmt

Pflegebedürftige Personen der Pflegegrade 2 bis 5 haben Anspruch auf Pflege in vollstationären Einrichtungen. Sie erhalten von der Pflegeversicherung einen monatlichen pauschalen Zuschuss zu den Pflege- und Betreuungskosten. Weil die Pflegekosten in der Regel höher als die Leistungen der Pflegeversicherung sind, ist allerdings von der pflegebedürftigen Person ein Eigenanteil zu zah-

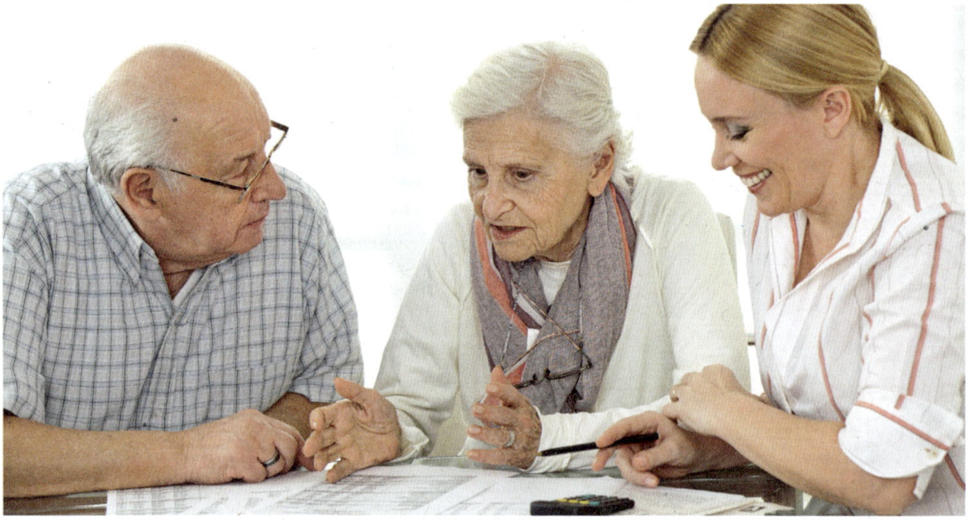

len. Wie hoch der Zuschuss von der Pflegeversicherung ist, hängt davon ab, welcher Pflegegrad festgelegt wurde.

Zusätzlich zur pauschalen Leistung erhalten pflegebedürftige Personen der Pflegegrade 2 bis 5 bei vollstationärer Pflege einen Leistungszuschlag von der Pflegekasse. Durch den Zuschuss sollen in erster Linie die Kosten des pflegebedingten Eigenanteils reduziert werden. Die Höhe des Zuschlags richtet sich danach, wie lange die pflegebedürftige Person sich schon in vollstationärer Pflege befindet. Der Zuschuss steigt mit der Dauer des Heimaufenthalts.

Der pauschale monatliche Zuschuss der Pflegekasse zu den Pflege- und Betreuungskosten und der Leistungszuschlag werden als sogenannte Sachleistungen erbracht. Damit ist gemeint, dass die Leistungen von der Pflegekasse direkt mit dem Heimunternehmen abgerechnet werden. Die Gelder landen daher auf dem Konto des Pflegeheims, nicht auf dem Konto des Bewohners oder der Bewohnerin.

Kosten, die der Bewohner zahlen muss

Von der pflegebedürftigen Person müssen der pflegebedingte Eigenanteil, die Kosten für Unterkunft und Verpflegung und die Investitionskosten gezahlt werden. Die gesamte finanzielle Eigenbeteiligung für Pflegebedürftige im Pflegeheim beläuft sich laut dem Verband der Ersatzkassen e.V. im ersten Aufenthaltsjahr auf 2.984 Euro monatlich im

> GUT ZU WISSEN
>
> **Veröffentlichungspflicht für Rahmenverträge**
>
> Diese Rahmenverträge müssen veröffentlicht werden. Für die jeweiligen Bundesländer finden Sie diese beispielsweise auf der Internetseite der BIVA unter **biva.de/deutsches-pflegesystem/gesetze**. Klicken Sie dort auf „Landesrahmenverträge“.

Bundesdurchschnitt (Stand 2025). Insgesamt gibt es bei den Zuzahlungen allerdings erhebliche regionale Unterschiede.

Reichen Einkommen und Vermögen zusammen mit den Zahlungen der Pflegekasse nicht aus, um die gesamten Heimkosten zu finanzieren, hilft gegebenenfalls das Sozialamt. Unter Umständen müssen auch Angehörige einspringen. Auf diese Aspekte gehen wir weiter unten ausführlich ein.

Einrichtungseinheitlicher Eigenanteil

In der Regel sind die Pflegekosten höher als die Leistungen der Pflegeversicherung. In diesem Fall ist von der pflegebedürftigen Person ein Eigenanteil zu zahlen. Dabei werden – unabhängig von der Schwere ihrer Pflegebedürftigkeit – die nicht durch die Pflegeversicherung gedeckten Pflegekosten eines Pflegeheims zunächst gleichmäßig auf alle Pflegebedürftigen der Pflegegrade 2 bis 5 verteilt. Deshalb gilt der monatliche Eigenanteil einheitlich für alle Bewohner einer Pflegeeinrichtung mit den Pflegegraden 2 bis 5. Er unterscheidet sich nur von Einrichtung zu Einrichtung.

Unterkunft und Verpflegung

Die Kosten für Unterkunft und Verpflegung (zum Beispiel für Mahlzeiten und Zimmerreinigung) müssen Heimbewohner selbst zahlen.

In der Regel sind Unterkunfts- und Verpflegungskosten für alle Bewohner im Heim gleich. Allerdings müssen die Kosten für die Verpflegung dann nicht in voller Höhe bezahlt werden, wenn die pflegebedürftige Person gesundheitlich nicht in der Lage ist, die Nahrung aufzunehmen. So muss beispielsweise das Heimunternehmen den Kostenanteil für die Verpflegung reduzieren, wenn eine pflegebedürftige Person ausschließlich oder überwiegend über eine Magensonde (PEG) ernährt wird. Die Höhe eines zu reduzierenden Kostenanteils ergibt sich aus den Rahmenverträgen, die auf Landesebene geschlossen werden.

Investitionskosten

Die Investitionskosten des Heimunternehmens werden auf einen monatlichen Betrag umgerechnet und jedem Bewohner und jeder

Wie kann in NRW der zu zahlende Eigenanteil in Pflegeheimen finanziert werden?

zu zahlender Eigenanteil

eigene Mittel

Wenn Ihre eigenen Mittel ausreichen, bekommen Sie keine staatlichen Hilfen.

Wohngeld

zu zahlender Eigenanteil

Wohngeld | eigene Mittel

Übernahme regionsabhängiger „Mietkosten“
Schonvermögen circa 60.000 Euro (1 Person) / 90.000 Euro (2 Personen), Antrag beim Sozialamt

---

Pflegewohngeld

zu zahlender Eigenanteil

Pflegewohngeld | eigene Mittel

Übernahme Investitionskosten
Schonvermögen 10.000 Euro (1 Person) / 15.000 Euro (2 Personen), Antrag beim Sozialamt

---

Hilfe zur Pflege

zu zahlender Eigenanteil

Hilfe zur Pflege

Übernahme des gesamten Eigenanteils
Schonvermögen 10.000 Euro (1 Person) / 20.000 Euro (2 Personen), Antrag beim Sozialamt

Abb. 1: Möglichkeiten der Finanzierung des Eigenanteils an den Heimkosten (Stand März 2025)

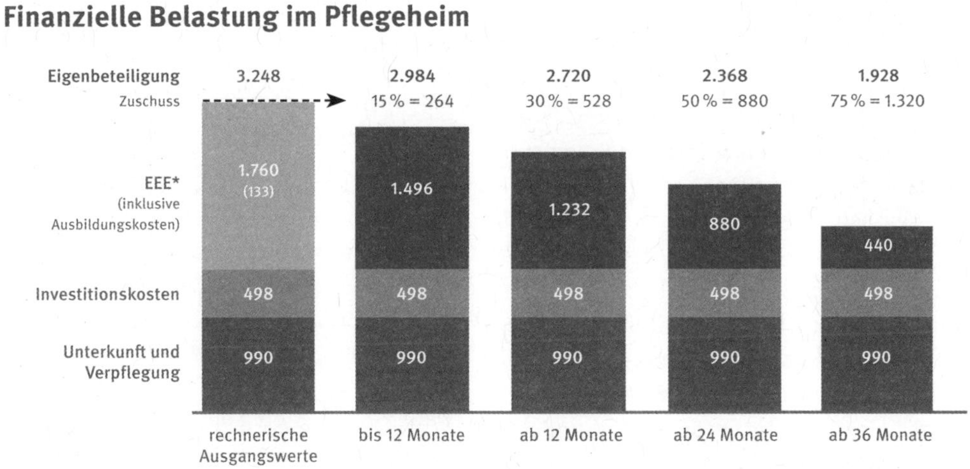

Abb. 2: So hoch ist die Eigenbeteiligung an den Heimkosten im Bundesdurchschnitt (Stand Januar 2025). Angaben in Euro je Monat nach Aufenthaltsdauer.
* EEE = einrichtungseinheitlicher Eigenanteil

Bewohnerin in Rechnung gestellt. In Nordrhein-Westfalen und Schleswig-Holstein beteiligen sich die Sozialhilfeträger mit dem sogenannten Pflegewohngeld an den Kosten, wenn das eigene Einkommen und Vermögen der pflegebedürftigen Person nicht ausreichen, um die Investitionskosten zu zahlen.

Abbildung 1 zeigt am Beispiel Nordrhein-Westfalen auf, wie der zu zahlende Eigenanteil in Pflegeheimen finanziert werden kann.

Die monatlichen Eigenanteile an den Heimkosten, die pflegebedürftige Heimbewohner selbst tragen müssen, steigen und steigen. Doch es gibt auch einen positiven Aspekt: Die Eigenbeteiligung wird geringer, je länger sie im Pflegeheim leben. Das liegt an den Zuschüssen der Pflegekasse auf den oben erwähnten einrichtungseinheitlichen Eigenanteil. So müssen laut dem Verband der Ersatzkassen e. V. (vdek) Heimbewohner im Bundesdurchschnitt im ersten Aufenthaltsjahr monatlich einen Eigenanteil von 2.984 Euro selbst finanzieren. Im zweiten Aufenthaltsjahr beträgt die monatliche Eigenbeteiligung aktuell 2.720 Euro. Im dritten Aufenthaltsjahr müssen 2.368 Euro zugezahlt werden. Ab dem vierten Aufenthaltsjahr beträgt die Eigenbeteiligung 1.928 Euro bundesdurchschnittlich im Monat (Stand 1.1.2025).

Wie wird das Heimentgelt berechnet?

Das vom Heimbewohner oder von der Heimbewohnerin zu zahlende Gesamtheimentgelt setzt sich im Wesentlichen aus dem einrichtungseinheitlichen Eigenanteil, den Kosten für Unterkunft und Verpflegung und den Investitionskosten zusammen. Hinzu kommen unter Umständen noch die Kosten für Zusatzleistungen (Komfortleistungen). Dagegen werden der pauschale monatliche Zuschuss der Pflegekasse zu den Pflege- und Betreuungskosten und der Leistungszuschlag als Sachleistungen erbracht und von der Pflegekasse direkt mit dem Heimunternehmen abgerechnet.

Der Bewohner oder die Bewohnerin schuldet dem Heim nur ein Entgelt, das sowohl insgesamt als auch für jeden einzelnen Bestandteil, aus dem sich das Entgelt zusammensetzt, im Verhältnis zu den Leistungen angemessen ist. Zwischen dem Entgelt, das der Bewohner oder die Bewohnerin zahlen muss, und den Leistungen des Heimunternehmens darf also kein Missverhältnis bestehen. Da sich die Angemessenheit auf jede einzelne Leistung beziehen muss, ist eine Mischkalkulation des Heims nicht zulässig.

Für Heimbewohner ist es schwer zu bewerten, ob das Heimentgelt eines Pflegeheims angemessen ist. Am ehesten gelingt dies, wenn Sie die Leistungen und Preise vergleichbarer Einrichtungen prüfen. Dazu kommen Einrichtungen gleicher Art, Größe, Lage, baulicher und technischer Ausstattung, Ausrichtung, Qualität der Pflege- und Betreuungsangebote sowie Verpflegung infrage. Nicht vergleichbar ist beispielsweise eine Einrichtung mit einem Demenzschwerpunkt mit einer Einrichtung, die nur Pflegebedürftige ohne Demenz oder anderweitige eingeschränkte Alltagskompetenz betreut.

GUT ZU WISSEN

Regionale Unterschiede bei Kosten

Bei den Heimkosten, die pflegebedürftige Bewohner und Bewohnerinnen selbst tragen müssen, gibt es erhebliche regionale Unterschiede. Im Schnitt am höchsten ist die Eigenbeteiligung im ersten Aufenthaltsjahr in Nordrhein-Westfalen mit 3.200 Euro und in Baden-Württemberg mit 3.180 Euro pro Monat. Am niedrigsten ist die Eigenbeteiligung in Mecklenburg-Vorpommern mit 2.472 Euro und in Sachsen-Anhalt mit 2.373 Euro monatlich. Aber auch innerhalb eines Bundeslands kann die Eigenbeteiligung je nach Einrichtung sehr unterschiedlich ausfallen. Ein Blick in die Preisliste des Heimunternehmens lohnt sich also.

Das Heimunternehmen muss das Entgelt sowie die einzelnen Entgeltbestandteile nach einheitlichen Grundsätzen bemessen. Selbstzahlern dürfen also keine anderen Entgelte berechnet werden als Empfängern von Leistungen der sozialen Pflegeversicherung und der Sozialhilfe. Eine Differenzierung ist nur im gesetzlich vorgegebenen Rahmen erlaubt. So sind etwa bei den betriebsnotwendigen Investitionskosten Unterschiede erlaubt, wenn eine öffentliche Förderung nur für einen Teil der Einrichtung erfolgt ist.

Das Gesamtheimentgelt wird für den Tag der Aufnahme der pflegebedürftigen Person ins Pflegeheim sowie für jeden weiteren Tag des Heimaufenthalts, also auf den Tag genau, berechnet. Die Zahlungspflicht des Heimbewohners (oder des Kostenträgers) endet mit dem Tag, an dem der Heimbewohner aus dem Heim entlassen wird oder stirbt. Dies gilt auch dann, wenn ein Heimbewohner seinen Heimplatz zum Monatsende gekündigt hat, aber in einem anderen – für ihn besser geeigneten Heim – schon zur Monatsmitte ein Platz frei wird (Bundesgerichtshof, Aktenzeichen III ZR 292/17). Regelungen im Pflegevertrag, die eine 14-tägige Weiterzahlung nach dem Tod des Heimbewohners vorsehen, sind unzulässig und unwirksam (Bundesverwaltungsgericht, Aktenzeichen 8 C 24/09).

GUT ZU WISSEN

Kostenträger prüfen Heimentgelt

Wenn Sie Pflegeleistungen der sozialen Pflegeversicherung und der Sozialhilfe beziehen, brauchen Sie sich keine Gedanken zu machen, ob das Heimentgelt angemessen ist. Sie können davon ausgehen, dass die Kostenträger prüfen, ob die Kalkulation des Heimunternehmens plausibel und angemessen ist. Wenn ja, dann gilt das Heimentgelt als vereinbart und kann ohne Weiteres mit den Bewohnern der Pflegeeinrichtung abgerechnet werden. Es sind keine individuellen Verhandlungen zwischen dem Pflegeheim und Ihnen als Bewohner oder Bewohnerin notwendig.

Wie schon erwähnt, muss das Heimunternehmen im Rahmen seiner vorvertraglichen Informationspflichten den Verbraucher oder die Verbraucherin darüber informieren, welche Heimkosten anfallen. Im Heimvertrag müssen das Gesamtentgelt und die jeweiligen Kosten für den einrichtungseinheitlichen Eigenanteil, für Unterkunft und Verpflegung, für die Investitionskostenumlage und gegebenenfalls die Ausbildungsumlage angegeben werden.

Wann darf das Heimunternehmen das Entgelt erhöhen?

Die Erhöhung des Heimentgelts kann Folge der Anpassung des Pflege- und Betreuungsbedarfs sein. Sie ist auch zulässig, wenn sich die bisherige Berechnungsgrundlage ändert.

Voraussetzungen für die Neuberechnung

Prinzipiell gelten die im Vertrag vereinbarten Preise. Möchte der Anbieter die Preise ändern, kann er dies nur unter bestimmten Voraussetzungen tun. Einer Entgelterhöhung muss der Bewohner oder die Bewohnerin zustimmen. Eine Erhöhung des Heimentgelts setzt voraus, dass sich die bisherige Berechnungsgrundlage für die Preisgestaltung verändert hat. Es müssen also Kostenveränderungen eingetreten sein, die für die Preisbildung des Heimunternehmens ausschlaggebend sind. So können sich beispielsweise Sachkosten durch steigende Energiekosten (zum Beispiel für Strom oder Gas) verändern. Kostensteigerungen können auch auf höhere Personalkosten (zum Beispiel für Pflege- und Betreuungsleistungen) zurückzuführen sein. Für die Erhöhung des Heimentgelts ist bereits ausreichend, dass Veränderungen in den Kostenpositionen absehbar sind und diese in naher Zukunft eintreten werden.

Auch die Erhöhung des Heimentgelts setzt voraus, dass das neu berechnete Entgelt angemessen ist.

Da das Heimunternehmen bereits die beabsichtigte Erhöhung mitteilen muss und das erhöhte Entgelt erst nach Ablauf einer Frist verlangen darf (dazu später mehr), wird es für die Ankündigung der Entgelterhöhung einen möglichst frühen Zeitpunkt wählen. In diesem Moment kann das Unternehmen den genauen Umfang der Entgelterhöhung noch nicht kennen, da dieser vom Ausgang des Pflegesatzverfahrens abhängt. In diesem Fall muss die Pflegeeinrichtung den Erhöhungsbetrag angeben, den sie als Ergebnis in den Pflegesatzverhandlungen erreichen möchte. Liegt der im Pflegesatzverfahren festgesetzte Betrag dann unter dieser Forderung, kann das Heim vom Bewohner oder von der Bewohnerin nur diesen niedrigeren Betrag verlangen.

Besondere Voraussetzungen muss das Heimunternehmen beachten, wenn das Heimentgelt wegen gestiegener Investitionskosten erhöht werden soll. In diesem Fall sind Entgelterhöhungen nur zulässig, soweit sie nach der Art des Betriebs notwendig sind (zum Beispiel, wenn ein Gebäude renoviert wird, um es barrierefrei zu gestalten, und zusätzliche Aufzüge eingebaut werden) und nicht durch öffentliche Förderung gedeckt werden. Heimbewohner werden so vor Entgelterhöhungen geschützt, die das be-

GUT ZU WISSEN

Sozialhilfeträger und Pflegekassen müssen zustimmen

Wenn ein Unternehmen mit den Pflegekassen und dem Sozialhilfeträger einen Versorgungsvertrag abgeschlossen hat, kann es das Entgelt nicht ohne Weiteres erhöhen. Es muss zunächst mit den Pflegekassen und Sozialhilfeträgern die Kosten neu verhandeln. Wenn sich alle Seiten einigen, werden die veränderten Sätze für Pflege, Unterkunft und Verpflegung in den sogenannten Pflegesatzvereinbarungen festgehalten. Erst dann dürfen sie an die Heimbewohner weitergegeben werden.

triebsnotwendige Maß übersteigen. Ob Investitionsaufwendungen notwendig sind, bestimmt sich in erster Linie nach dem Versorgungsvertrag. Luxussanierungen sind in jedem Fall nicht betriebsnotwendig.

Verfahren

Das Verfahren, wie die Erhöhung des Entgelts zu erfolgen hat, ist gesetzlich geregelt. Werden die Anforderungen nicht erfüllt, ist die Erhöhung unwirksam. Ein Verfahrensfehler kann korrigiert werden; danach kann dann das Entgelt erhöht werden.

Das Heimunternehmen muss die Bewohnerin oder den Bewohner schriftlich über die beabsichtigte Entgelterhöhung informieren und diese begründen. Das Unternehmen muss ihr oder ihm schriftlich mitteilen,

→ dass es das Entgelt erhöhen möchte,
→ um welchen Betrag es das Entgelt erhöhen möchte und
→ ab welchem Zeitpunkt es das höhere Entgelt verlangt.

Das Ankündigungsschreiben des Heims zur Entgelterhöhung muss eine Begründung enthalten. Darin muss es

→ die Positionen benennen, für die sich Kostensteigerungen ergeben,
→ den bisherigen Kostenbestandteilen die vorgesehenen neuen Kostenbestandteile gegenüberstellen und
→ den Umlagemaßstab angeben. Es muss also dargelegt werden, wie die einzelnen Positionen, die sich durch die Kostensteigerung verändert haben, auf die Heimbewohner verteilt werden.

→ **TIPP**

Sie können vom Heimunternehmen verlangen, die die Kalkulationsgrundlagen einzusehen. Bewohner und Bewohnerinnen müssen rechtzeitig Gelegenheit erhalten, die Angaben der Pflegeeinrichtung durch Einsichtnahme in die

Kalkulationsunterlagen zu prüfen. Sie müssen genügend Zeit haben, um die Unterlagen zu überprüfen und eine Entscheidung treffen zu können. Unmittelbar vor Ablauf der Vier-Wochen-Frist ist nicht „rechtzeitig“.

Das Heimunternehmen kann nur mit Zustimmung des Heimbewohners oder der Heimbewohnerin das Entgelt erhöhen. Das gilt auch, wenn er oder sie Sozialhilfe in Anspruch nimmt.

Auf die Zustimmung hat das Heimunternehmen einen Anspruch, wenn alle gesetzlichen Voraussetzungen für die Entgelterhöhung vorliegen. Andernfalls können Sie die Zustimmung verweigern. Dies sollten Sie tun, wenn Sie Fehler im Entgelterhöhungsschreiben feststellen. Es wird daher empfohlen, Entgelterhöhungsschreiben eingehend zu prüfen. Dabei können Sie die Hilfe einiger Verbraucherzentralen und des BIVA-Pflegeschutzbunds in Anspruch nehmen.

BEISPIEL

Unwirksam ist folgende Klausel im Heimvertrag (Oberlandesgericht Hamm, Aktenzeichen I-12 U 127/13): „In den Fällen der zulässigen Entgelterhöhung nach Punkt XY dieses Vertrags behält sich der Unternehmer vor, diese Veränderung durch einseitige Erklärung herbeizuführen.“

Entspricht die Entgelterhöhung den inhaltlichen und formalen Anforderungen und verweigert der Bewohner oder die Bewohnerin dennoch die Zustimmung, kann das Heim die Erhöhung nur durchsetzen, wenn es den Heimbewohner oder die Heimbewohnerin auf Zustimmung verklagt. Wenn der Heimbewohner oder die Heimbewohnerin durch ein gerichtliches Urteil zur Zustimmung verpflichtet wird, gilt seine oder ihre Zustimmung als erteilt, sobald das Urteil rechtskräftig ist. Das Heimunternehmen darf den Heimvertrag nicht mit dem Zweck, das Entgelt zu erhöhen, kündigen. Eine solche Kündigung ist unzulässig und unwirksam.

Fälligkeit der Entgelterhöhung

Der Heimbewohner oder die Heimbewohnerin muss das erhöhte Entgelt frühestens vier Wochen nach Zugang des Schreibens zahlen, in dem die Erhöhung hinreichend begründet wurde. Die Mitteilung über die beabsichtigte Preiserhöhung muss er oder sie also spätestens vier Wochen vor dem Tag, zu dem er oder sie den erhöhten Betrag zahlen soll, erhalten.

Will das Heimunternehmen das Entgelt wegen einer Veränderung der Berechnungsgrundlage erhöhen, steht dem Bewohner oder der Bewohnerin ein Sonderkündigungsrecht zu. Er oder sie kann den Vertrag zu dem Zeitpunkt kündigen, zu dem die Pfle-

BEISPIEL

Musterbrief: Verweigerung der Zustimmung zur Erhöhung des Heimentgelts

Sehr geehrte Damen und Herren,
mit Schreiben vom ________ kündigen Sie eine Entgelterhöhung zum _______ an.
Nach Prüfung des Sachverhalts teile ich Ihnen mit, dass ich meine Zustimmung zu der angekündigten Entgelterhöhung aus folgenden Gründen verweigere:
Eine Entgelterhöhung ist nur zulässig, wenn sich die bisherige Berechnungsgrundlage verändert hat und die Erhöhung angemessen ist. Das Unternehmen muss die Entgelterhöhung schriftlich mitteilen und begründen. Die Begründung muss die Positionen benennen, für die sich Kostensteigerungen ergeben haben, die alten und neuen Entgeltbestandteile gegenüberstellen und den Maßstab angeben, wie die einzelnen Positionen der Kostensteigerung auf die Bewohnerinnen und Bewohner umgelegt werden. Die Entgelterhöhung ist vier Wochen vor dem beabsichtigten Erhöhungszeitpunkt anzukündigen.
Diese gesetzlichen Vorgaben wurden von Ihnen nicht eingehalten, weil (bitte Zutreffendes aus den folgenden Gründen auswählen)

- → nicht ersichtlich ist, worauf die beabsichtigte Entgelterhöhung beruht,
- → eine entsprechende Begründung fehlt,
- → die Gegenüberstellung der alten und neuen Entgeltbestandteile im Entgelterhöhungsschreiben nicht erfolgt,
- → der Umlagemaßstab in Bezug auf die einzelnen Bewohnerinnen und Bewohner nicht dargestellt wurde,
- → die Ankündigungsfrist von vier Wochen nicht eingehalten wurde.

Daher zahle ich den geforderten Betrag unter Vorbehalt und ohne Anerkennung einer Rechtspflicht. Ferner behalte ich mir eine Rückforderung der von Ihnen unberechtigt geforderten und von mir gezahlten Leistungsentgelte vor.
Bitte bestätigen Sie mir schriftlich den Eingang dieses Schreibens.
Mit freundlichen Grüßen
(Unterschrift)

geeinrichtung die Erhöhung des Entgelts verlangt. Passen Sie hier allerdings auf, dass die Pflege dennoch weiter gesichert ist, entweder in der häuslichen Pflege oder in einem anderen Pflegeheim.

Besondere Bedeutung hat die Vier-Wochen-Frist dann, wenn das Heimunternehmen eine beabsichtigte Entgelterhöhung durch Einleitung eines Pflegesatzverfahrens ankündigt. Bevor die endgültige Höhe der Erhöhung feststeht, muss eine solche Verhandlung mit den Sozialträgern durchgeführt werden. Daher weiß zum Zeitpunkt der Ankündigung weder das Heim noch der Bewohner, wie hoch die Entgelterhöhung tatsächlich ausfällt. Der Heimbewohner muss allerdings innerhalb seiner mindestens vier Wochen betragenden Bedenkzeit entscheiden, ob er mit der vom Heimunternehmen

GUT ZU WISSEN

Duldung von Abbuchung ist keine Zustimmung

Wenn ein Heimbewohner oder eine Heimbewohnerin die Abbuchung des erhöhten Heimentgelts duldet, kann dies nicht als schlüssige Zustimmung zur Entgelterhöhung gewertet werden. Insbesondere wenn er oder sie zuvor ausdrücklich der Erhöhung widersprochen hat und diesen Widerspruch auch nach Zahlung des erhöhten Betrags noch einmal wiederholt, ist eine Zustimmung nicht gegeben (Landgericht Köln, Aktenzeichen 15 O 350/21).

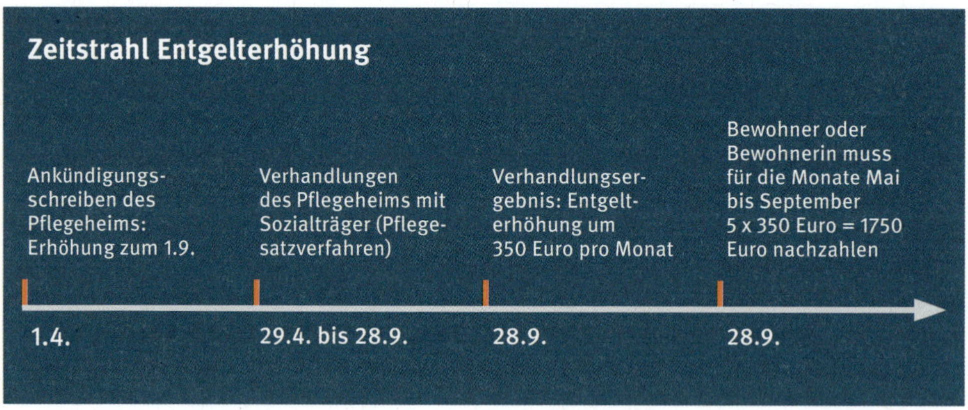

Abb. 3: Beispiel für den zeitlichen Ablauf einer Entgelterhöhung durch das Heimunternehmen

beabsichtigten Entgelterhöhung einverstanden ist oder ob er es zumindest auf den Ausgang des Pflegesatzverfahrens ankommen lassen möchte. Da ihm das Kündigungsrecht nur für den Zeitpunkt zusteht, zu dem die beabsichtigte Erhöhung wirksam werden soll, kann er das Pflegesatzverfahren im Regelfall nicht abwarten. Diese Erwägungen gelten umso mehr, wenn die Schiedsstelle mit der Festsetzung der Pflegesätze betraut wird. In diesem Fall besteht zudem das Risiko, dass die neuen erhöhten Pflegesätze auch rückwirkend gelten (siehe Grafik). Das bedeutet, dass der Heimbewohner entscheiden muss, ob er – je nach Umfang der Entgelterhöhung – gegebenenfalls Rücklagen bilden kann und muss, um die eventuell nachträgliche Entgelterhöhung finanziell auffangen zu können. Der Bewohner muss also einschätzen können, wie realistisch die Forderungen des Heimunternehmens sind. Nur auf dieser Grundlage kann er seine Risiken einschätzen und entscheiden, ob er eine Entgelterhöhung in Kauf nimmt oder ob er kündigt.

→ TIPP

Wenn Sie eine Entgelterhöhung erhalten, sollten Sie diese also sofort prüfen und überlegen, ob Sie das höhere Entgelt zahlen können. Es kann nämlich sein, dass Sie nach Ende der oft einige Monate dauernden Verhandlung auf einmal einen erheblichen Betrag zahlen müssen, wenn nun rückwirkend die höheren Entgelte fällig werden. So müssen Sie beispielsweise nach Ankündigung des Heims, das Entgelt zu erhöhen, bei einer fünfmonatigen Verhandlungsdauer auf einen Schlag für fünf Monate den Erhöhungsbetrag nachzahlen. Eventuell sollten Sie gleich nach Erhalt des Ankündigungsschreibens beim Sozialamt Hilfe zur Pflege beantragen.

Wann darf der Heimbewohner das Heimentgelt kürzen?

Der Heimbewohner oder die Heimbewohnerin kann die Kürzung des vereinbarten Heimentgelts verlangen, wenn vom Heimunternehmen die geschuldeten Leistungen nicht oder mangelhaft erbracht werden. Außerdem darf der Bewohner oder die Bewohnerin das Entgelt bei längerer Abwesenheit kürzen.

Mangelhafte Leistungen des Heimunternehmens

Die Pflegeeinrichtung ist verpflichtet, Ihnen als Heimbewohner oder Heimbewohnerin den Wohnraum in einem zum vertragsgemäßen Gebrauch geeigneten Zustand zu überlassen und während der vereinbarten Vertragsdauer in diesem Zustand zu erhalten. Erfüllt das Pflegeheim diese Bedingung nicht, handelt es sich um einen Mangel, wie Sie ihn vergleichbar von Mietwohnungen kennen. Wichtig ist, dass Sie schriftlich festhalten, wenn ein Mangel aufgetreten ist und wann Sie ihn dem Pflegeheim gegenüber angezeigt haben, um einen Beweis für diese Mängel zu erhalten.

Zudem ist das Heim Ihnen gegenüber verpflichtet, die vertraglich vereinbarten Pflege- und Betreuungsleistungen nach dem allgemein anerkannten Stand fachlicher Erkenntnisse zu erbringen. Für den Bereich der Pflege bedeutet dies insbesondere, dass die allgemein anerkannten pflegewissenschaftlichen Erkenntnisse berücksichtigt werden. Hier gilt ebenfalls: Schreiben Sie diese Mängel in einer Art Tagebuch auf.

Erbringt das Heimunternehmen die vertraglichen Leistungen nicht oder teilweise nicht oder weisen sie nicht unerhebliche Mängel auf, können Sie bis zu sechs Monate rückwirkend eine angemessene Kürzung des vereinbarten Entgelts verlangen (→ Seite 145).

GUT ZU WISSEN

Wann gilt die 42-Tage-Frist?

Bezieht eine pflegebedürftige Person Leistungen der Pflegekasse oder eines Sozialhilfeträgers, muss das Heim den Pflegeheimplatz für einen Abwesenheitszeitraum von bis zu 42 Tagen im Kalenderjahr freihalten. Dies bezieht sich jedoch nicht auf Krankenhausaufenthalte oder Aufenthalte in Rehabilitationseinrichtungen. Die Begrenzung gilt lediglich für anderweitige, zum Beispiel urlaubsbedingte, Abwesenheiten.

Vorübergehende Abwesenheit des Bewohners

Wohnt die pflegebedürftige Person vorübergehend rund um die Uhr nicht im Heim, zum Beispiel wegen eines Erholungsurlaubs, eines Familienbesuchs zu Weihnachten oder eines Krankenhaus- oder Reha-Aufenthalts, muss das Heimunternehmen ab dem vierten Tag der Abwesenheit das Entgelt für Unterkunft, Verpflegung und Pflege senken. Wer nur kurzfristig, also bis zu drei Tage, weg ist, muss den vollen Preis zahlen. Das gilt für jeden einzelnen Fall der Abwesenheit. Sind Sie also übers Jahr verteilt an vier einzelnen Tagen abwesend, dürfen Sie das Entgelt nicht kürzen. Diese Regeln gelten sowohl für Selbstzahler als auch für Heimbewohner, die Leistungen der Pflegeversicherung oder Sozialhilfe erhalten.

Abwesenheitstage sind nur volle Tage, an denen der Heimbewohner gar nicht in der Einrichtung anwesend ist, also von 0 Uhr bis

24 Uhr. Angebrochene Tage sowie An- und Abreisetage zählen als Anwesenheitstage. Wird also beispielsweise ein Heimbewohner in ein Krankenhaus eingeliefert, wird der Einlieferungstag nicht als Abwesenheitstag gerechnet, weil der Heimbewohner an diesem Tag noch einige Stunden im Pflegeheim verbracht hat. Erst am nächsten Tag beginnt die Zählung der vollen Abwesenheitstage. Der Tag der Rückkehr vom Krankenhaus gilt wieder als Anwesenheitstag im Heim. Die Abschläge vom Entgelt werden also ab dem vierten vollen Tag, den die pflegebedürftige Person im Krankenhaus verbringt, vorgenommen. Ist die Person hingegen vorübergehend wieder im Heim anwesend, beginnt die dreitägige Übergangsfrist von Neuem zu laufen.

Bezieht eine Heimbewohnerin oder ein Heimbewohner Leistungen der Pflegekasse oder eines Sozialhilfeträgers und ist sie oder er länger als drei Tage abwesend, muss sich das Heimentgelt um mindestens 25 Prozent der Kosten für Unterkunft, Verpflegung und Pflege verringern. Das ist die gesetzliche Untergrenze. In welchem Umfang sich das Heimentgelt konkret reduziert, wird zwischen den Verbänden der Pflegekassen und den Unternehmern in einem Rahmenvertrag auf Landesebene vereinbart. Auskunft über den konkreten Prozentsatz erteilt die zuständige Pflegekasse.

Bei den Investitionskosten sind keine Abschläge möglich, weil das Heim bei Abwesenheit der Bewohnerin oder des Bewohners bei diesen Aufwendungen keine Kostenersparnis hat. Investitionsaufwendungen als Bestandteil des Heimentgelts müssen deshalb auch bei Abwesenheit grundsätzlich in voller Höhe weiterbezahlt werden.

Können die Pflegeheimkosten von der Steuer abgesetzt werden?

Die Kosten des Pflegeheims können von der pflegebedürftigen Person und unter Umständen auch von deren Angehörigen steuerlich geltend gemacht werden.

Steuerliche Geltendmachung durch die pflegebedürftige Person

Aufwendungen für die pflegebedingte Unterbringung in einer stationären Einrichtung können grundsätzlich als außergewöhnliche Belastungen geltend gemacht werden. Die Finanzverwaltung erkennt die Pflegeaufwendungen aber nur an, wenn die Pflegebedürftigkeit nachgewiesen wird, beispielsweise durch einen Bescheid der Pflegekasse.

Außergewöhnliche Belastungen für die Kosten im Pflegeheim können steuerlich abgesetzt werden, wenn mindestens der Pflegegrad 1 vorliegt. Abziehbar sind nur die Be-

ACHTUNG

Behinderten-Pauschbetrag

Nimmt der oder die Steuerpflichtige den Behinderten-Pauschbetrag in Anspruch, sind damit auch die Unterbringungskosten in einem Pflegeheim abgegolten. Diese können daher nicht zusätzlich zu dem Pauschbetrag als allgemeine außergewöhnliche Belastung geltend gemacht werden.

BEISPIEL

Eine ledige pflegebedürftige Heimbewohnerin mit einem Jahreseinkommen von 35.000 Euro hat Heimkosten, die nicht von der Pflegekasse bezuschusst werden, in Höhe von 20.000 Euro. Die zumutbare Belastung beträgt 2.100 Euro (6 Prozent von 35.000 Euro). Damit vermindert sich die steuerliche Bemessungsgrundlage um 17.900 Euro (20.000 Euro minus 2.100 Euro).

träge, mit denen die steuerpflichtige Person tatsächlich wirtschaftlich belastet ist. Zuzahlungen der Pflegekasse oder einer Privatversicherung müssen also von den Pflegekosten abgezogen werden. Daneben zieht das Finanzamt auch eine sogenannte Haushaltsersparnis ab. Schließlich spart der pflegebedürftige Heimbewohner durch die Auflösung seines Privathaushalts Miete und Lebenshaltungskosten. 2024 betrug die Haushaltsersparnis 11.604 Euro im Jahr, 967 Euro pro Monat und 32,23 Euro pro Tag. Die abziehbaren Heimkosten werden nicht um eine Haushaltsersparnis gekürzt, solange der pflegebedürftige Heimbewohner seinen Haushalt beibehält. Dies gilt auch, wenn die Wohnung des Pflegebedürftigen von dessen Ehepartner weiter bewohnt wird (Bundesfinanzhof, Aktenzeichen VI R 22/16).

Heimkosten wirken sich nur steuerlich aus, soweit sie zusammen mit anderen außergewöhnlichen Belastungen die Grenze der zumutbaren Belastung übersteigen. Die Höhe der zumutbaren Belastung errechnet sich nach einem bestimmten Prozentsatz des Gesamtbetrags der Einkünfte. Sie hängt von Einkommen, Familienstand und Anzahl der Kinder ab.

Pflegekosten der Angehörigen

Unter Umständen können auch die Angehörigen der im Pflegeheim lebenden Person Heimkosten steuerlich als außergewöhnliche Belastung geltend machen. Steuerlich von Bedeutung ist das insbesondere dann, wenn neben Heimkosten noch andere außergewöhnliche Belastungen anfallen, bei-

Zumutbare Belastung in Prozent des Gesamtbetrags der Einkünfte

FAMILIENSTAND	ZUMUTBARE BELASTUNG BEI EINKÜNFTEN BIS 15.340 EURO	ZUMUTBARE BELASTUNG BEI EINKÜNFTEN VON 15.340 BIS 51.130 EURO	ZUMUTBARE BELASTUNG BEI EINKÜNFTEN ÜBER 51.130 EURO
Ledige	5	6	7
Verheiratete	4	5	6
Steuerzahler mit ein oder zwei Kindern	2	3	4
Steuerzahler mit mehr als zwei Kindern	1	1	2

spielsweise Arzt- und Krankenhaushonorare oder Kosten für Medikamente. Voraussetzung ist, dass der Heimbewohner oder die Heimbewohnerin pflegebedürftig ist. Die Unterbringung aus Altersgründen reicht nicht aus. Außerdem müssen die Pflegekosten dem oder der Angehörigen auch tatsächlich entstanden sein. Das ist der Fall, wenn er oder sie sich den Aufwendungen aus rechtlichen, tatsächlichen oder sittlichen Gründen nicht entziehen kann, zum Beispiel, weil er oder sie gegenüber der pflegebedürftigen Person unterhaltspflichtig ist. Zudem muss der Heimbewohner oder die Heimbewohnerin bedürftig sein, das heißt, dass er oder sie die Pflegekosten aus eigenen Mitteln nicht bezahlen kann. Nicht berücksichtigt wird ein Vermögen des oder der Angehörigen bis 15.500 Euro (Bundesfinanzhof, Aktenzeichen VI R 21/21).

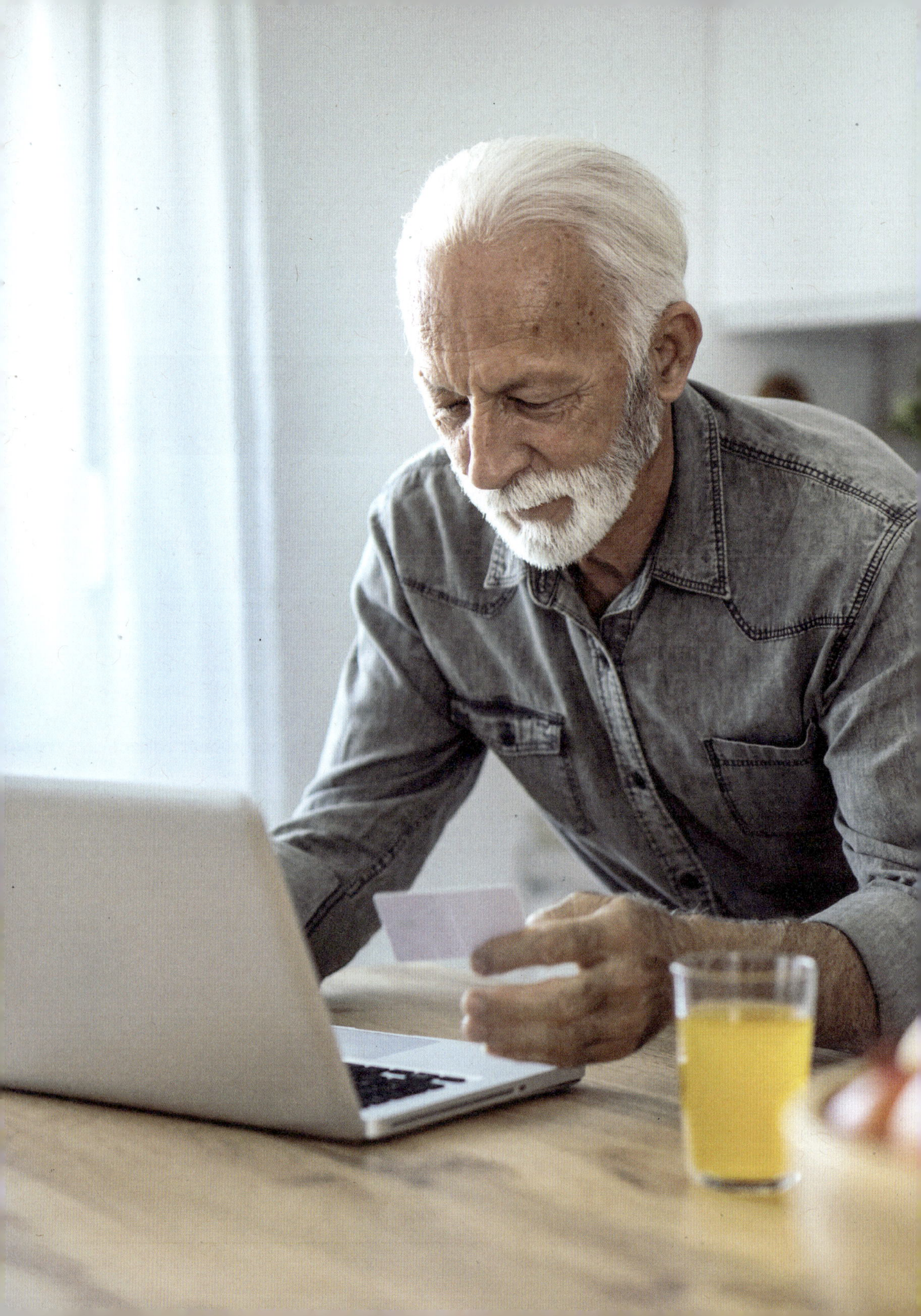

Finanzierung der Heimkosten

Die Kosten für eine Unterbringung im Pflegeheim sind hoch. In diesem Kapitel erklären wir, für welche Kosten Sie selbst aufkommen müssen, was die Pflegekasse übernimmt und wann Angehörige oder das Sozialamt bei der Finanzierung helfen müssen.

Sie haben es bereits im vorherigen Kapitel gelesen: Die soziale Pflegeversicherung beteiligt sich nur an den Kosten für Pflege- und Betreuungsleistungen. Der einrichtungseinheitliche Eigenanteil, die Kosten für Unterkunft und Verpflegung, die Investitionskosten, die Ausbildungsumlage und etwaige Kosten für Zusatzleistungen müssen vom Heimbewohner oder von der Heimbewohnerin getragen werden. In einigen Bundesländern besteht zur Finanzierung der Investitionskosten Anspruch auf Pflegewohngeld. Zur Finanzierung der von ihr zu tragenden Kosten muss die pflegebedürftige Person auch eigene Einkünfte und eigenes Vermögen einsetzen, wobei ihr sogenanntes Schonvermögen nicht herangezogen werden darf. Unter Umständen können auch der Ehepartner der pflegebedürftigen Person und ihre Kinder im Rahmen von Unterhaltspflichten herangezogen werden. Reichen Einkommen und Vermögen der pflegebedürftigen Person, Zahlungen aus Unterhaltspflichten zusammen mit den Zahlungen der Pflegekasse und gegebenenfalls dem Pflegewohngeld nicht aus, um die gesamten Heimkosten zu finanzieren, besteht unter Umständen Anspruch auf Sozialhilfe oder Wohngeld. Letzteres ist nicht mit dem zuvor erwähnten Pflegewohngeld zu verwechseln.

Was zahlt die Pflegekasse bei vollstationärer Pflege im Heim?

Pflegebedürftige Personen der Pflegegrade 2 bis 5 haben Anspruch auf Pflege in vollstationären Einrichtungen. Sie erhalten von der Pflegeversicherung einen monatlichen pauschalen Zuschuss zu den Pflege- und Betreuungskosten. Wie hoch der Zuschuss ist, hängt davon ab, welcher Pflegegrad festgelegt wurde. Zusätzlich zur pauschalen Leistung gewährt die Pflegekasse einen Leistungszuschlag, durch den in erster Linie die Kosten des pflegebedingten Eigenanteils reduziert werden sollen. Bei beiden Zuschüssen handelt es sich um Sachleistungen, das heißt, die Leistungen rechnet die Pflegekasse direkt mit dem Heimunternehmen ab. Im Pflegegrad 1 zahlt die pflegebedürftige Person den Großteil der Pflegekosten selbst; sie bekommt nur einen geringen Zuschuss von der Pflegekasse.

Pauschale Leistungsbeträge für pflegebedingte Aufwendungen

Die Pflegekasse übernimmt die pflegebedingten Aufwendungen einschließlich der Aufwendungen für Betreuung und die Aufwendungen für Leistungen der medizinischen Behandlungspflege.

ACHTUNG

Sozialhilfeträger geben häuslicher Pflege den Vorrang

Bis 2016 war der Anspruch auf vollstationäre Pflege in der sozialen Pflegeversicherung davon abhängig, dass häusliche oder teilstationäre Pflege nicht möglich war oder wegen Besonderheiten des einzelnen Falls nicht in Betracht kam. Dieser Vorbehalt gilt heute in der Pflegeversicherung nicht mehr, wohl aber noch im Sozialhilferecht. Für pflegebedürftige Personen, die ausschließlich oder ergänzend Hilfe zur Pflege als Sozialhilfe beziehen, gilt nach wie vor der Grundsatz, dass die häusliche Pflege Vorrang hat. Anspruch auf stationäre Pflege haben sozialhilfebedürftige pflegebedürftige Personen weiterhin nur, wenn häusliche oder teilstationäre Pflege nicht möglich ist. Vollstationäre Pflege kann beispielsweise erforderlich sein, wenn es an einer Pflegeperson fehlt, die Pflegeperson überfordert ist oder wegen räumlicher Gegebenheiten die häusliche Pflege nicht möglich ist. Ob eine Unterbringung im Heim notwendig ist, wird vom Sozialhilfeträger geprüft.

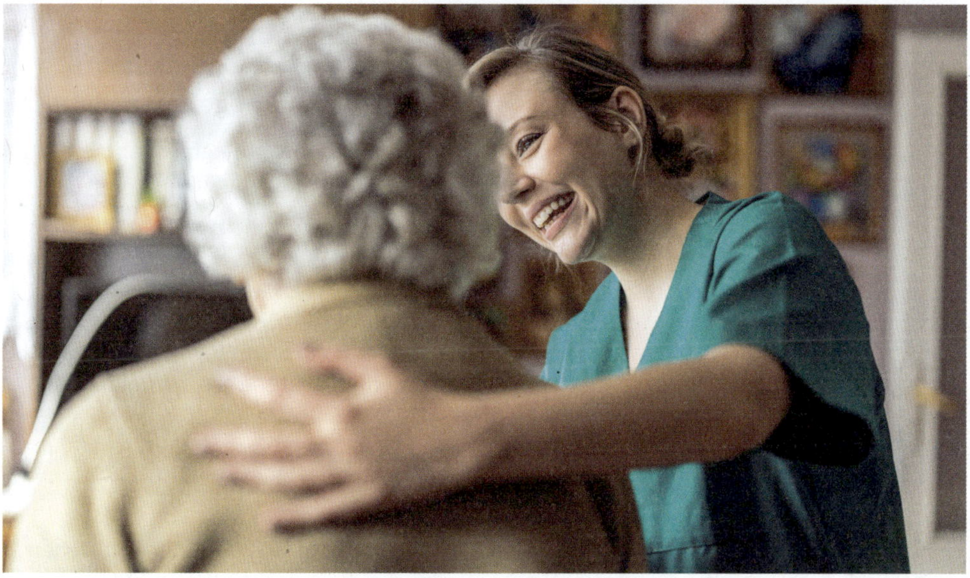

Allgemeine Pflegeleistungen

Zu den pflegebedingten Aufwendungen gehören zunächst die allgemeinen Pflegeleistungen, das heißt die für die Versorgung der pflegebedürftigen Person nach Art und Schwere der Pflegebedürftigkeit erforderlichen Pflegeleistungen der Pflegeeinrichtung. Der Inhalt dieser Leistungen ergibt sich aus den zwischen den Landesverbänden der Pflegekassen und den Vereinigungen der Träger der Pflegeeinrichtungen geschlossenen Rahmenverträgen. Für die allgemeinen Pflegeleistungen werden zwischen dem Heimunternehmen, der Pflegekasse und dem Sozialhilfeträger Pflegesätze vereinbart, mit denen alle erforderlichen Pflegeleistungen abgegolten sind.

Medizinische Behandlungspflege

Neben den allgemeinen Pflegeleistungen gehören die Aufwendungen der medizinischen Behandlungspflege zu den Leistungen der Einrichtung, die die Pflegekassen vergüten. Zur Behandlungspflege gehören alle Maßnahmen der Behandlung, die dazu dienen, Krankheiten zu heilen, ihre Verschlimmerung zu verhüten oder Krankheitsbeschwerden zu lindern und die von Pflegefachkräften erbracht werden. Darunter fallen Tätigkeiten wie Wundversorgung, Verbandswechsel, Medikamentengabe, Dekubitusbehandlung oder Blutdruck- und Blutzuckermessung. Ausnahmen bilden Maßnahmen der medizinischen Behandlungspflege, die zwingend durch den betreuenden Arzt selbst als ärztliche Leistung erbracht werden müssen und nicht delegierbar sind.

Haushaltsführung

Hilfen bei der Haushaltsführung gehören nur dann zu den pflegebedingten Aufwendungen, wenn sie – wie der Name schon sagt – pflegebedingt anfallen. Das kann zum Beispiel eine häufige Kleiderreinigung sein, die erforderlich wird, weil die pflegebedürftige Person inkontinent ist. Alle anderen Hilfen, wie zum Beispiel Nahrungszubereitung oder Zimmerreinigung, gehören dagegen zu den „Pensionsleistungen" in Form von Unterkunft und Verpflegung und sind vom pflegebedürftigen Heimbewohner selbst zu zahlen.

> **! ACHTUNG**
>
> **Das zahlt die Pflegekasse nicht**
>
> Unterkunft und Verpflegung gehören nicht zu den pflegebedingten Aufwendungen. Die Kosten dafür muss die pflegebedürftige Person selbst tragen. Wenn sie dazu nicht in der Lage ist, kann sie unter Umständen Leistungen der Sozialhilfe in Anspruch nehmen. Zu den nicht von der Pflegekasse zu übernehmenden Leistungen gehören außerdem Zusatzleistungen wie etwa Komfortleistungen bei Unterkunft und Verpflegung (zum Beispiel Wunschverpflegung und -getränke). Solche Zusatzleistungen stehen also nur Pflegebedürftigen zur Verfügung, die die Zuschläge aus eigenem Einkommen oder Vermögen finanzieren können, oder wenn die Angehörigen die entsprechenden Kosten übernehmen. Vom Sozialamt werden diese Kosten nicht übernommen.

Betreuung

Auch die Betreuung der pflegebedürftigen Person gehört zu den pflegebedingten Aufwendungen, die die Pflegekasse bei vollstationärer Pflege übernehmen muss. Dazu gehören beispielsweise Hilfen zur Gestaltung des Alltags und einem Leben in der Gemeinschaft (zum Beispiel kulturelle Gemeinschaftsveranstaltungen, Begleitung bei Spaziergängen) und Hilfen zur Erledigung persönlicher Angelegenheiten (zum Beispiel Begleitung bei Behördengängen).

Die Pflegekasse übernimmt bei vollstationärer Versorgung für pflegebedingte Aufwendungen einschließlich der Aufwendungen für Betreuung und die Aufwendungen für Leistungen der medizinischen Behand-

> **BEISPIEL**
>
> Herr G. hat Pflegegrad 4 und lebt in einer vollstationären Pflegeeinrichtung. Pflegebedingte Aufwendungen entstehen in Höhe von 1.600 Euro, Aufwendungen für Unterkunft und Verpflegung in Höhe von 900 Euro. Die Pflegekasse übernimmt Aufwendungen in Höhe des Pauschbetrags von 1.855 Euro. Hiervon werden 255 Euro für Unterkunft und Verpflegung verwendet.

lungspflege pauschale Beträge, die sich nach Pflegegraden richten. Der Anspruch beträgt aktuell (2025) monatlich

- → bis zu 805 Euro in Pflegegrad 2,
- → bis zu 1.319 Euro in Pflegegrad 3,
- → bis zu 1.855 Euro in Pflegegrad 4 und
- → bis zu 2.096 Euro in Pflegegrad 5.

Sofern der monatliche Pauschbetrag höher ist als die Summe aus den pflegebedingten Aufwendungen und den Aufwendungen für Leistungen der medizinischen Behandlungspflege und der Betreuung inklusive der Ausbildungsumlage, übernimmt die Pflegekasse bis zur Höhe des Pauschbetrags auch Aufwendungen für Unterkunft und Verpflegung.

Die pauschalen Leistungsbeträge werden in der Form gewährt, dass die Pflegekasse gegenüber dem aufnahmebereiten Pflegeheim, mit dem sie einen Versorgungsvertrag abgeschlossen hat, eine Erklärung über die Übernahme der anteiligen Finanzierung abgibt. Die Pflegekasse zahlt den Leistungsbetrag, der dem pflegebedürftigen Heimbewohner zusteht, unmittelbar an das Pflegeheim.

Unter Umständen muss die Pflegekasse Leistungen bei stationärer Pflege auch dann gewähren, wenn die pflegebedürftige Person sich vorübergehend nicht im Pflegeheim aufhält. Auch hier gilt die oben erwähnte 42-Tage-Frist.

Leistungen der sozialen Pflegeversicherung werden nur auf Antrag gewährt. Der Antrag muss von der oder dem Pflegebedürftigen gestellt werden. Pflegende Angehörige sind nur dann antragsberechtigt, wenn ihnen der oder die Pflegebedürftige eine Vollmacht erteilt hat. Im Falle einer rechtlichen Betreuung des oder der Pflegebedürftigen kann der Antrag vom Betreuer oder von der Betreuerin gestellt werden. Sobald abzusehen ist, dass die Pflege in einer vollstationären Einrichtung erforderlich ist, sollte der Antrag gestellt werden.

Der Antrag bedarf keiner bestimmten Form. Auch die Meldung der Pflegebedürftigkeit durch Dritte (zum Beispiel durch einen Angehörigen, den behandelnden Arzt, das Krankenhaus, die Reha-Einrichtung) ist als Antrag anzusehen, wenn die Mitteilung mit Einwilligung der pflegebedürftigen Person erfolgt.

→ TIPP

Sie können den Antrag zunächst formlos schriftlich, telefonisch oder persönlich bei der Pflegekasse einreichen. Anschließend werden Ihnen die nötigen Formulare von der Pflegekasse zugesandt. Wenn Sie Hilfe beim Ausfüllen der Formulare benötigen, können Sie sich an eine Pflegeberatungsstelle oder einen Pflegestützpunkt wenden.

Über den Antrag entscheidet die Pflegekasse durch einen entsprechenden Bescheid. Ist die pflegebedürftige Person mit dem Pflegebescheid nicht einverstanden, kann sie dagegen innerhalb eines Monats Widerspruch bei der Pflegekasse einlegen. Die Monatsfrist beginnt mit dem Tag, an dem die Entscheidung der pflegebedürftigen Person bekannt gegeben wird, das heißt: bei ihr eingegangen ist. Sie läuft an dem Tag des Folgemonats ab, der dem Tag der Bekanntgabe entspricht. Endet die Frist an einem Samstag, Sonntag oder Feiertag, so verlängert sie sich bis zum Ende des nächsten Werktags.

BEISPIEL

Herr Z. hat am 25.7. den Bescheid der Pflegekasse erhalten. Um die Frist von einem Monat zu wahren, muss er seinen Widerspruch so versenden, dass er spätestens am 25.8., 24 Uhr, bei der Behörde eingeht.

BEISPIEL

Musterbrief: Antrag auf vollstationäre Pflege

(Betreff:) **Antrag auf vollstationäre Pflege**
Versichertennummer: ___________
Sehr geehrte Damen und Herren,
hiermit beantrage ich stationäre Pflege in einem Pflegeheim, weil _____ (die räumlichen Möglichkeiten zur häuslichen Pflege fehlen, weil keine Pflegeperson zur Verfügung steht oder ähnliche Gründe angeben). Ich möchte in folgendem Pflegeheim gepflegt werden: _____ (Name und Anschrift der Einrichtung).
(Wenn nötig, können Sie ergänzen:)
Ich bitte um Unterstützung bei der Suche eines Pflegeheims.
Bitte lassen Sie mir alle notwendigen Formulare zukommen.
(Unterschrift)

Der Widerspruch muss schriftlich oder zur Niederschrift bei der Pflegekasse eingelegt werden. Zur Niederschrift bedeutet, dass die Pflegekasse ein Protokoll des mündlich eingelegten Widerspruchs aufnimmt. Hat der Widerspruch Erfolg, gewährt die

Pflegekasse die beantragten Leistungen für vollstationäre Pflege. Andernfalls lehnt sie den Widerspruch ab und erteilt einen Widerspruchsbescheid.

Gegen den Widerspruchsbescheid kann Klage vor dem Sozialgericht erhoben werden. Die Klage muss innerhalb eines Monats nach Bekanntgabe des Widerspruchsbescheids schriftlich erhoben werden. Die mündliche Klageerhebung ist nicht zulässig. Die Klage kann von Ihnen als Betroffene oder Betroffener selbst erhoben werden, selbstverständlich können Sie sich aber auch von einem Anwalt oder einer Bevollmächtigten vertreten lassen. In jedem Fall ist es jedoch sinnvoll, sich vor der Klageerhebung fachlich beraten zu lassen.

Das Verfahren vor den Gerichten der Sozialgerichtsbarkeit ist in allen Instanzen kostenfrei. Ihnen als Kläger oder Klägerin entstehen also weder für die Tätigkeit des Gerichts selbst noch durch Zeugen und Sachverständigengebühren Kosten. Auch die Aufwendungen der Pflegekasse sind nicht erstattungsfähig. Diese muss also ihre Kosten unabhängig vom Ausgang des Rechtsstreits selbst tragen.

GUT ZU WISSEN

Wie bereits beschrieben, setzen sich die Heimkosten aus den Pflegekosten, den Ausbildungskosten, den Investitionskosten und den Kosten für Unterkunft und Verpflegung zusammen. Die Pflegekassen beteiligen sich mit pauschalen Leistungsbeträgen je nach Pflegegrad an den Pflege- und Ausbildungskosten. In aller Regel reichen diese Beträge aber bereits nicht aus, um die entstehenden Kosten zu decken, sodass hier ein Eigenanteil an den Pflege- und Ausbildungskosten zu zahlen ist. An diesem einrichtungseinheitlichen Eigenanteil beteiligt sich die Pflegekasse mit einem Leistungszuschlag. Damit verringert sich der Eigenanteil des Heimbewohners oder der Heimbewohnerin an den pflegebedingten Kosten und der Ausbildungsumlage. Die Kosten für Unterkunft und Verpflegung sowie die Investitionskosten muss er oder sie dagegen immer selbst bezahlen. Nur in einigen Bundesländern gibt es bei den Investitionskosten durch das Pflegewohngeld finanzielle Unterstützung (→ Seite 131).

Leistungszuschlag auf pflegebedingte Kosten

Seit 1.1.2022 beteiligt sich die Pflegekasse neben den monatlichen Leistungsbeiträgen der pflegebedürftigen Personen mit den Pflegegraden 2 bis 5 mit einem weiteren Leistungszuschlag an den Kosten einer vollständigen Pflege. Damit soll eine finanzielle Überforderung vermieden werden. Zugleich

Leistungszuschläge in Pflegeheimen

DAUER DES AUFENTHALTS IM PFLEGEHEIM	LEISTUNGSZUSCHLAG (PFLEGEGRAD 2 BIS 5)
bis 12 Monate	15 Prozent
12 bis 24 Monate	30 Prozent
24 bis 36 Monate	50 Prozent
36 Monate und mehr	75 Prozent

soll sich der Eigenanteil an den pflegebedingten Aufwendungen einschließlich der Ausbildungsumlagen, der von den pflegebedürftigen Personen zu zahlen ist, mit zunehmender Dauer der vollstationären Pflege schrittweise verringern.

Die Höhe des Zuschusses richtet sich danach, wie lange die pflegebedürftige Person bisher Leistungen der vollstationären Pflege in Anspruch genommen hat. Er steigt, je länger die Person im Pflegeheim lebt, im selben Maß verringert sich ihr Eigenanteil.

BEISPIEL

Frau K. lebt im Januar 2025 seit 24 Monaten in einem Pflegeheim. Deshalb erhält sie im Januar einen Leistungszuschlag von 30 Prozent. Im Februar 2025 lebt sie 25 Monate in einem Pflegeheim, damit ändert sich die Zuschusshöhe auf 50 Prozent.

Der Leistungszuschlag wurde zum 1.1.2024 erhöht. Seitdem erhalten pflegebedürftige Personen der Pflegegrade 2 bis 5 die in der Tabelle aufgeführten Leistungszuschläge.

Für die Höhe des Leistungszuschlags zu dem von der pflegebedürftigen Person an den pflegebedingten Aufwendungen zu tragenden Eigenanteil einschließlich Ausbildungsumlage ist die Dauer des Bezugs der pauschalierten Leistungen bei vollstationärer Pflege maßgebend. Keine Bedeutung hat deshalb, ob die pflegebedürftige Person während des Leistungsbezugs das Heim gewechselt hat. Bei der Ermittlung der Dauer des Leistungsbezugs werden Kalendermonate, in denen die pflegebedürftige Person nur für einen Teilzeitraum Leistungen bezogen hat, als volle Kalendermonate berücksichtigt. Dabei ist unerheblich, ob sie in dem betreffenden Teilkalendermonat bereits weitere ambulante, teilstationäre Leistungen oder Leistungen der Kurzzeitpflege bezogen hat.

BEISPIEL

Herr M. lebt seit 18 Monaten in einer vollstationären Pflegeeinrichtung und ist in Pflegegrad 3 eingestuft. Für ihn sieht die monatliche Rechnung wie folgt aus:

Pflege- und Ausbildungskosten:	2.960,00 Euro
pauschalierter Leistungsbetrag für Pflegegrad 3	– 1.319,00 Euro
Zwischensumme:	**= 1.641,00 Euro**
Leistungszuschlag (30 Prozent von 1.641 Euro)	– 492,30 Euro
Eigenanteil an Pflege- und Ausbildungskosten	**= 1.148,70 Euro**
Investitionskosten und Kosten für Unterkunft und Pflege	+ 1.302,00 Euro
Gesamtkosten, die Herr M. selbst tragen muss	**= 2.450,70 Euro**

Bemessungsgrundlage für den Leistungszuschlag ist der tatsächliche Eigenanteil der pflegebedürftigen Person an den pflegebedingten Kosten und der Ausbildungsumlage abzüglich des pauschalen Leistungsbetrags der Pflegekasse je nach Pflegegrad. Auf den Betrag, der sich daraus ergibt, wird der Leistungszuschuss berechnet.

Beim Leistungszuschlag handelt es sich um einen Leistungsanspruch der pflegebedürftigen Person gegenüber ihrer Pflegekasse und nicht um einen Vergütungsanspruch der vollstationären Pflegeeinrichtung gegenüber der Pflegekasse der pflegebedürftigen Person. Die pflegebedürftige Person braucht keinen Antrag auf Zahlung des Leistungszuschlags zu stellen. Vielmehr stellt das Heimunternehmen der Pflegekasse der pflegebedürftigen Person neben dem pauschalierten Leistungsbetrag den Leistungszuschlag in Rechnung. Dadurch verringert sich der einrichtungseinheitliche Eigenanteil der pflegebedürftigen Person. Ihr wird der noch verbleibende Eigenanteil von der vollstationären Pflegeeinrichtung in Rechnung gestellt.

GUT ZU WISSEN

Zuschuss bei Pflegegrad 1

Nur pflegebedürftige Personen in den Pflegegraden 2 bis 5 erhalten bei vollstationärer Pflege die pauschalierten Leistungsbeträge und die Leistungszuschläge. Pflegebedürftige des Pflegegrads 1 erhalten für die pflegebedingten Aufwendungen einschließlich der Aufwendungen für Betreuung und die Aufwendungen für Leistungen der medizinischen Behandlungspflege lediglich einen Zuschuss in Höhe von 131 Euro monatlich (Stand: 2025), dies jedoch nicht als Sachleistung, sondern in Form der Kostenerstattung. Pflegebedürftige Personen des Pflegegrads 1, die den Leistungszuschuss beziehen, haben also keinen Anspruch auf einen Leistungszuschlag auf die pflegebedingten Kosten. Sobald sie höhergestuft werden und mindestens Pflegegrad 2 erhalten, haben sie jedoch Anspruch auf den Zuschlag. Auch wenn der Leistungszuschuss bei Pflegegrad 1 sehr gering ist, wird er bei der Berechnung der Dauer des Bezugs von pauschalierten Pflegeleistungen mitberücksichtigt. Das heißt, dass eine Person, die zum Beispiel 26 Monate lang in Pflegegrad 1 eingestuft war und den entsprechenden Leistungszuschuss erhalten hat, sofort einen Leistungszuschlag in Höhe von 50 Prozent erhält, wenn sie in Pflegegrad 2 hochgestuft wird.

Welche Leistungen übernimmt eine private Pflegezusatzversicherung?

Die gesetzliche Pflegeversicherung ist nur eine „Teilkaskoversicherung". Das Risiko Pflegefall wird mit ihr nur zum Teil abgedeckt. Die Versorgungslücke, also die Differenz der mit dem Pflegefall tatsächlich verbundenen Kosten zu den Leistungen der gesetzlichen Pflegeversicherung, muss die pflegebedürftige Person aus eigener Tasche bezahlen. Vorteilhaft ist, wenn Sie für einen solchen Fall in jüngeren Jahren eine private Pflegezusatzversicherung abgeschlossen haben.

Welche Leistungen Ihnen aus der Pflegezusatzversicherung zustehen, hängt davon ab, für welches Versicherungsmodell Sie sich beim Vertragsabschluss entschieden haben. In Betracht kommen vor allem die Pflegetagegeldversicherung, die Pflegekostenversicherung und die Pflegerentenversicherung.

Pflegetagegeldversicherung

Die Pflegetagegeldversicherung ist die am häufigsten gewählte Art der Pflegezusatzversicherung. Der oder die Versicherte erhält neben den Leistungen der sozialen Pflegeversicherung ein vorher vertraglich festgelegtes Pflegetagegeld (zum Beispiel 100 Euro). Das Tagegeld wird bei nachgewiesener Pflegebedürftigkeit unabhängig von den tatsächlichen Kosten gezahlt. Dem oder der Versicherten steht das Geld zur freien Verfügung, ob er oder sie im Heim oder zu Hause von einem professionellen Pflegedienst oder von Angehörigen gepflegt wird. Wofür er oder sie das Geld verwendet, entscheidet er oder sie selbst. Es ist auch möglich, mit dem Pflegetagegeld Hilfeleistungen zu bezahlen, die nicht zur Pflege gehören (zum Beispiel Komfortleistungen bei Unterkunft und Verpflegung). Kostennachweise gegenüber der Versicherung sind nicht erforderlich.

Die Höhe des Pflegetagegelds richtet sich in der Regel nach dem von der sozialen Pflegeversicherung festgelegten Pflegegrad und dem gewählten Tarif. Sie können starre oder flexible Tarife wählen. Bei einem starren Tarif können Sie die gewünschte Absicherung nur für den Pflegegrad 5 festlegen, die restlichen Pflegegrade werden je nach Versicherungsgesellschaft und Tarif automatisch prozentual festgelegt. Bei einem flexiblen Tarif können Sie die gewünschte Absicherung für jeden einzelnen Pflegegrad individuell festlegen. Zusätzlich besteht bei einigen Versicherungsunternehmen sogar die Möglichkeit, die Leistungen in den einzelnen Pflegegraden bei ambulanter und stationärer Pflege unterschiedlich zu gestalten.

→ TIPP

Bei Eintritt des Pflegefalls sollten Sie prüfen, ob vereinbart ist, dass kein Beitrag mehr zu zahlen ist. Bei manchen Gesellschaften ist das der Fall. Manche sehen eine Befreiung erst bei Pflegegrad 5 vor, andere gar nicht.

Pflegekostenversicherung

Bei der Pflegekostenversicherung sind die tatsächlichen Pflegekosten versichert. Voraussetzung ist, dass der oder die Versicherte Leistungen der sozialen Pflegeversicherung in Anspruch genommen und diese gezahlt hat. Dann werden von der Pflegekostenversicherung entweder die gesetzlichen Pflegeleistungen um einen bestimmten Prozentsatz aufgestockt oder die anfallenden Restkosten werden ganz oder zum Teil von der Versicherung abgedeckt.

Die Pflegekostenversicherung unterscheidet sich von der Pflegetagegeldversicherung dadurch, dass die Versicherung in diesem Fall nach Vorleistung der gesetzlichen Pflegeversicherung die verbleibenden Pflegekosten mindestens teilweise übernimmt, während der oder die Versicherte bei der Pflegetagegeldversicherung einen festen Betrag pro Tag erhält. Bei der Pflegekostenversicherung müssen Sie der Versicherung Kostennachweise vorlegen, während es bei der Pflegetagegeldversicherung gleichgültig ist, wie hoch die tatsächlichen Kosten sind und welchen Anteil die gesetzliche Pflegeversicherung trägt.

Bei der Pflegekostenversicherung gibt es zwei Tarifarten:

→ Entweder wird ein vertraglich festgelegter Prozentsatz der Leistung der gesetzlichen Pflegeversicherung oder
→ es werden die Restkosten bis zu einer festgelegten Höchstgrenze von der Versicherung übernommen.

Für die Erstattung der Pflegekosten müssen Sie alle Leistungen in Form einer Rechnung der Versicherung vorlegen. Wie umfassend der Versicherungsschutz ist, hängt vom Tarif ab. Sowohl der Umfang als auch die Leistungen, die im Pflegefall erbracht werden, variieren von Versicherung zu Versicherung stark.

In der Regel werden von der Versicherung die durch den Eintritt des Pflegefalls verursachten Sachkosten übernommen. Auch bei häuslicher Pflege durch einen ambulanten Pflegedienst oder durch ehrenamtliche Betreuer greift die Versicherung; bei der ehrenamtlichen Pflege (zum Beispiel durch Angehörige) fallen die Geldbeträge allerdings häufig erheblich geringer aus. Von der Versicherung bezahlt werden auch Pflegehilfsmittel und technische Hilfen wie ein Rollator. Auch eine teilstationäre Pflege (Tages- oder Nachtpflege) kann über die Versicherung abgerechnet werden, ebenso Kosten der Kurzzeit- und Verhinderungspflege. Schließlich übernimmt die Versicherung Kosten bei vollstationärer Pflege.

Pflegerentenversicherung

Die Pflegerentenversicherung zahlt dem oder der Versicherten gegen einen monatlichen Beitrag oder eine Einmalzahlung bei Eintritt des Pflegefalls eine lebenslange Pflegerente. Über das im Pflegefall ausgezahlte Geld kann frei verfügt werden. Dabei spielt es keine Rolle, ob die Pflegeleistung im Heim oder zu Hause erbracht wird.

GUT ZU WISSEN

Was die Pflegekostenversicherung nicht übernimmt

Üblicherweise werden von der Pflegekostenversicherung nur Kosten für die Pflege, nicht dagegen Kosten für Unterkunft und Verpflegung im Heim übernommen. Und häufig wird auch nichts an Pflegebedürftige im Pflegegrad 1 gezahlt.

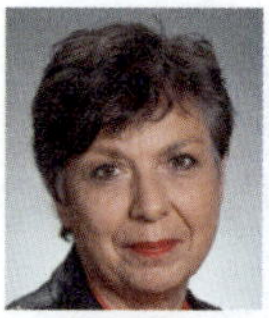

Elke Weidenbach ist Versicherungsexpertin bei der Verbraucherzentrale NRW
„Die gesetzliche Pflegeversicherung übernimmt nur einen Teil der Pflegekosten. Ob eine private Zusatzversicherung sinnvoll ist, ist sehr individuell und ergibt sich aus der jeweiligen Vermögenslage. Bedacht werden muss auch, dass die oft steigenden Beiträge für den Schutz dauerhaft getragen werden müssen."

Ob Pflegebedürftigkeit vorliegt, richtet sich bei vielen Versicherungen nach dem Gutachten des Medizinischen Dienstes der Krankenversicherung. Es besteht für die Versicherten aber auch die Möglichkeit, sich nach den „Aktivitäten des täglichen Lebens" einstufen zu lassen. Zu diesen Aktivitäten zählen An- und Auskleiden, Einnehmen von Mahlzeiten und Getränken, Waschen, Fortbewegen im Zimmer, Aufstehen und Zubettgehen und Verrichten der Notdurft. Können mindestens drei dieser Tätigkeiten nicht mehr ohne Hilfe durchgeführt werden, gilt der Versicherte als pflegebedürftig.

Die Höhe der Pflegerente wird bei Vertragsabschluss festgelegt. Es kann eine Dynamik der Leistung vereinbart werden; so können inflationsbedingte Verluste, die über eine längere Laufzeit entstehen, ausgeglichen werden. Nach dem Prinzip einer Lebensversicherung werden Versicherte an Überschüssen beteiligt, die die Versicherung möglicherweise erwirtschaftet. Die in Aussicht gestellte Überschussbeteiligung ist aber nicht sicher, sie hängt unter anderem davon ab, wie sich das Pflegerisiko aller Versicherten oder der Anlageerfolg des Versicherungsunternehmens entwickelt hat.

Die Höhe der Rentenzahlung variiert je nach Grad der Pflegebedürftigkeit. Die volle Pflegerente erhält der oder die Versicherte in der Regel erst ab Pflegegrad 4 oder 5, auch bei Aufenthalten im Pflegeheim. In den niedrigeren Pflegegraden wird die Pflegerente nur anteilig oder gar nicht gezahlt.

→ **TIPP**
Bei Pflegebedürftigkeit ist der oder die Versicherte meist von der Beitragszahlung befreit.

Müssen Ehepartner für nicht gedeckte Heimkosten gegenseitig einstehen?

Immer häufiger wird ein Ehepartner im Alter im Pflegeheim betreut, weil der andere Ehepartner nicht mehr in der Lage ist, seinen Partner zu pflegen. Die vom pflegebedürftigen Partner zu zahlenden Pflegekosten

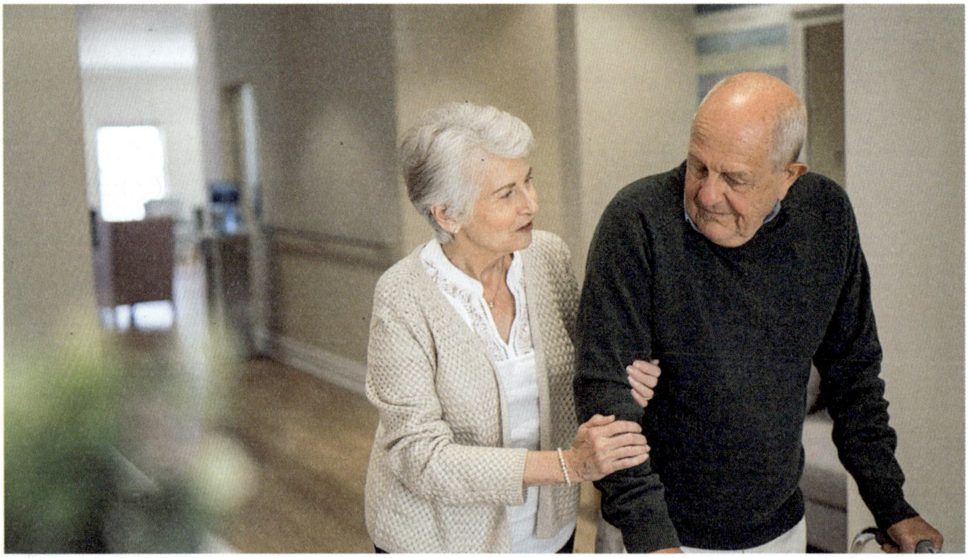

sind dann nicht selten so hoch, dass seine Rente und sein Vermögen nicht ausreichen. In diesem Fall stellt sich die Frage, ob und in welchem Umfang der andere Ehepartner in Form von Unterhaltszahlungen für Pflegekosten aufkommen muss.

Gesetzlich sind Eheleute verpflichtet, einander durch ihre Arbeit und mit ihrem Vermögen angemessen zu unterhalten. Der angemessene Unterhalt bestimmt sich „nach den Verhältnissen der Ehegatten". Für die Höhe der Unterhaltszahlungen sind der Bedarf und die Bedürftigkeit der unterhaltsberechtigten Person und die Leistungsfähigkeit der zum Unterhalt verpflichteten Person maßgebend.

→ **Bedarf:** Die Unterhaltspflicht setzt einen Bedarf der unterhaltsberechtigten Person voraus. Das ist der Betrag, den sie zum Leben benötigt oder genauer: der ihr vom Gesetz zugebilligt wird.
→ **Bedürftigkeit:** Ein Unterhaltsanspruch besteht nur dann, wenn eine sogenannte Bedürftigkeit vorliegt, das heißt, wenn die unterhaltsberechtigte Person aufgrund ihrer Situation nicht in der Lage ist, sich selbst zu unterhalten und deshalb Unterhalt benötigt.
→ **Leistungsfähigkeit:** Auf der Seite der zum Unterhalt verpflichteten Person ist ihre Leistungsfähigkeit von Bedeutung. Sie darf durch die Gewährung des Un-

terhalts nicht in die Situation geraten, ihren eigenen Unterhalt zu gefährden. Ihre Leistungsfähigkeit ist durch den sogenannten Selbstbehalt (Eigenbedarf) begrenzt.

Unterhaltspflicht der Eheleute

Unabhängig von den individuellen finanziellen Möglichkeiten zählen Aufwendungen zur Erhaltung oder Wiederherstellung der Gesundheit ebenso wie Pflege- und Heimkosten immer zum angemessenen Bedarf eines Ehepartners. Kann die pflegebedürftige Person die Heimkosten nicht selbst aus ihrem Einkommen und Vermögen finanzieren, ist der Ehepartner oder die Ehepartnerin im Rahmen des sogenannten Familienunterhalts unabhängig von der Höhe der Kosten immer verpflichtet, sie zu unterstützen.

Wenn ein Ehepartner in einer Pflegeeinrichtung untergebracht ist, konzentriert sich die Leistung von Familienunterhalt auf die Zahlung für Pflegekosten. Hier wird der Bedarf nicht durch den individuellen Bedarf während der Ehe, sondern vor allem durch die anfallenden Heim- und Pflegekosten bestimmt. Laut Bundesgerichtshof (Aktenzeichen VII Z B 485/14) ist Unterhalt an den Ehepartner zu zahlen, der sich in einem Pflegeheim befindet und dessen Rente zur Abdeckung seiner Pflegekosten nicht ausreicht. Ein solcher Unterhaltsanspruch setze

GUT ZU WISSEN

Familienunterhalt

Familienunterhalt, also der Unterhalt während der Ehe, umfasst die gegenseitige Verpflichtung der Ehepartner, durch ihre Arbeit und ihr Vermögen für den angemessenen Lebensbedarf der Familie zu sorgen. Konkret beziffern lässt sich der Familienunterhalt nicht. Er richtet sich vielmehr nach dem Lebensbedarf der Familie nach Maßgabe der konkreten ehelichen Verhältnisse.

voraus, dass der andere Ehepartner leistungsfähig sei, also genügend Rente habe, die über seinem Eigenbedarf liegt.

Der unterhaltspflichtige Ehepartner muss grundsätzlich sein eigenes verwertbares Vermögen für den Unterhalt einsetzen. Es gibt allerdings eine Reihe von Ausnahmen, welches Vermögen nicht für Unterhaltsleistungen eingesetzt werden muss. Von besonderer Relevanz ist hier das gemeinsam bewohnte Eigenheim. Dieses ist unter bestimmten Voraussetzungen geschützt und kann dann von dem daheimgebliebenen Ehepartner weiter bewohnt werden.

HINTERGRUND

Grenzen der finanziellen Belastung

Laut Bundesgerichtshof ist der unterhaltspflichtigen Person beim Familienunterhalt ein angemessener eigener Unterhalt als Selbstbehalt zu belassen. Dieser sei nach dem in der Düsseldorfer Tabelle und den Leitlinien der Oberlandesgerichte ausgewiesenen Ehegattenselbstbehalt zu bemessen. So soll laut Gericht vermieden werden, den unterhaltspflichtigen Ehepartner mit den Pflegekosten übermäßig zu belasten, da dieser „nicht selten weiterhin Fürsorge für den pflegebedürftigen Ehegatten wahrnehmen und in Form von Besuchen, Organisation der Pflege oder sonstiger immaterieller Unterstützung leisten“ wird.

ACHTUNG

Trennungsunterhalt: Jeder Fall ist anders

Die Frage, ob und in welchem Umfang ein getrennt lebender Ehepartner für Heimkosten des anderen einstehen muss, lässt sich stets nur einzelfallbezogen beantworten. Von Bedeutung sind insbesondere die genauen Lebensumstände der Eheleute während der Trennungszeit. Und nicht zuletzt kommt es auch auf die Dauer des Getrenntlebens an. So kann die pflegebedürftige Person unter Umständen ihren Unterhaltsanspruch verlieren, wenn die Trennung bereits längere Zeit bestanden hat und sich die Eheleute aus unterschiedlichen Gründen bislang nicht haben scheiden lassen.

Unterhaltspflicht getrennt lebender Eheleute

Leben die Eheleute getrennt, weil sie die eheliche Lebensgemeinschaft nicht mehr aufrechterhalten wollen (also nicht deshalb, weil ein Ehepartner im Heim betreut wird), hat ein Partner Anspruch auf Trennungsunterhalt, wenn er „bedürftig“ im Sinne des Unterhaltsrechts ist. Das Maß des angemessenen Trennungsunterhalts bestimmt sich nach den ehelichen Lebensverhältnissen, insbesondere nach den Einkommens- und Vermögensverhältnissen der Eheleute.

Weil die Ehe während der Trennung weiter besteht, beeinflussen grundsätzlich alle in dieser Zeit eintretenden positiven und negativen wirtschaftlichen und persönlichen Entwicklungen der Ehepartner die ehelichen Lebensverhältnisse. Der Bedarf des unterhaltsberechtigten pflegebedürftigen Ehepartners richtet sich nach den ehelichen Lebensverhältnissen. Diese werden aber laut dem Urteil des Oberlandesgerichts Koblenz (Aktenzeichen 13 UF 275/20) nicht nur durch die jeweiligen Einkommen der Eheleute, sondern auch und insbesondere durch krankheits- und pflegebedingte Kosten einschließlich der Kosten für die Unterbringung in einem Pflegeheim geprägt. Die Kosten einer erforderlichen Heimunterbringung können damit den Unterhaltsbedarf des getrennt lebenden Ehepartners konkret bestimmen und als Trennungsunterhalt geltend gemacht werden.

Übergang des Unterhaltsanspruchs an das Sozialamt

Unterhaltsansprüche des im Heim lebenden pflegebedürftigen Ehepartners können, müssen von diesem aber nicht gegen den anderen Partner geltend gemacht werden. Werden allerdings Heimkosten, die nicht vom Heimbewohner gezahlt werden können, vom Sozialamt übernommen, kann die Behörde diese ungedeckten Kosten gegenüber dem getrennt lebenden Partner geltend machen. In diesem Fall gelten dann auch einige sozialhilferechtliche Besonderheiten (→ Seite 116).

Müssen Kinder für Heimkosten ihrer Eltern einstehen?

„Eltern haften für ihre Kinder." Das gilt allerdings auch umgekehrt. Kinder müssen nämlich im Rahmen ihrer finanziellen Möglichkeiten für den Unterhalt ihrer Eltern aufkommen. Muss ein Elternteil im Heim gepflegt werden, sind die Kosten häufig so hoch, dass die Leistungen der Pflegeversicherung und die Rente nicht ausreichen. Zwar übernimmt in diesem Fall zunächst das Sozialamt die übrigen Pflegekosten. Unter Umständen fordert es aber das Geld später von den Kindern zurück – allerdings nur dann, wenn das Kind über 100.000 Euro Einkommen im Monat verfügt.

Elternunterhalt

Gesetzlich sind Verwandte in gerader Linie einander unterhaltspflichtig. Demnach sind auch Kinder ihren Eltern zur Zahlung von Unterhalt verpflichtet, wenn diese bedürftig sind. Sehr häufig betrifft dies Fälle, in denen sich die Eltern in einem Pflegeheim befinden und ihre eigenen Einkünfte für die Kosten dafür nicht ausreichen. Das klingt für Sie als Kind eines pflegebedürftigen Elternteils mit beschränkten finanziellen Mitteln vielleicht zunächst beunruhigend, doch es müssen diverse Voraussetzungen erfüllt sein, damit das Sozialamt tatsächlich auf Sie zurückgreift, nachdem es zunächst die Kosten für Ihr Elternteil übernommen hat. Erst einmal gilt:

Die Eltern stehen in der Rangfolge der Unterhaltsberechtigten weit hinten. Sie müssen Ihren Eltern erst dann Unterhalt leisten, wenn Sie keine vorrangigen Unterhaltsverpflichtungen erfüllen müssen. Sie sind also nur dann unterhaltspflichtig, wenn Sie nach Abdeckung aller vorrangigen Unterhaltspflichten von (Ex-)Ehepartnern, Ihren eigenen Kindern oder Enkelkindern und unter Berücksichtigung Ihres eigenen Selbstbehalts noch leistungsfähig sind. Zudem besteht für die Eltern untereinander eine vorrangige Unterhaltspflicht.

Wie beim Familienunterhalt sind für die Höhe der Unterhaltszahlungen der Bedarf und die Bedürftigkeit der unterhaltsberechtigten Person und die Leistungsfähigkeit der zum Unterhalt verpflichteten Person maßgebend.

GUT ZU WISSEN

Keine Unterhaltspflicht für Sonderausstattung

Grundsätzlich ist die Auswahl des Pflegeheims Sache des pflegebedürftigen Elternteils. Unter Berücksichtigung eines gewissen Entscheidungsspielraums muss der pflegebedürftige Elternteil allerdings ein Heim auswählen, dessen Standard seinem bisherigen Lebensstandard entspricht. Höhere Kosten muss das unterhaltspflichtige Kind nicht tragen. Die Kosten von Heimen mit gehobener Sonderausstattung können nicht als Bedarf angesehen werden. Bestreitet das unterhaltspflichtige Kind die Notwendigkeit der Heimkosten, muss es darlegen, dass ein Pflegeplatz in einer kostengünstigeren Einrichtung zur Verfügung steht und dieser in einer zumutbaren örtlichen Entfernung zum sozialen Umfeld des Pflegebedürftigen liegt.

Bedarf

Leben Eltern oder einzelne Elternteile noch im eigenen Haushalt, so richtet sich ihr Bedarf nach ihrem Lebenszuschnitt, also nach dem Lebensstandard einschließlich aller Ausgaben und Bedürfnisse, die für einen normalen Lebensstil notwendig sind. Dabei kommt auf die Einkommens- und Vermögensverhältnisse der Eltern an. Zum Unterhaltsbedarf zählen auch die Kosten für Pflegeleistungen. Der Bedarf eines im Heim wohnenden pflegebedürftigen Elternteils umfasst die Kosten des Pflegeheims zuzüglich eines Taschengelds für die Bedürfnisse des täglichen Lebens. Auf diesen Bedarf sind Leistungen der Pflegeversicherung, eigenes Einkommen (insbesondere die Rente) und das Vermögen des Elternteils anzurechnen.

Bedürftigkeit des Elternteils

Ein Elternteil ist nur bedürftig, wenn er außerstande ist, sich selbst zu unterhalten. Seine Bedürftigkeit muss der Elternteil nachweisen.

Zunächst muss der Elternteil seine sämtlichen Einkünfte zur Deckung der Heimkosten einsetzen. Dazu gehören neben Renten und Pensionen auch die Leistungen der sozialen Pflegeversicherung und einer Pflegezusatzversicherung, daneben aber auch Ansprüche auf Grundsicherung im Alter und bei Erwerbsunfähigkeit. Auch Steuervorteile (zum Beispiel Behindertenpauschbetrag) müssen vom unterhaltsbedürftigen Elternteil in Anspruch genommen werden.

Außerdem muss der bedürftige Elternteil vorhandenes Vermögen verwerten. Er muss also etwa Wertpapiere verkaufen und eine Lebensversicherung kündigen und zur Deckung seines Bedarfs verwenden. Wenn nur noch ein Elternteil lebt, ist zur Deckung des Bedarfs auch die Verwertung eines ihm gehörenden Hausgrundstücks notwendig, wenn dadurch längerfristig die Heimkosten gedeckt werden können. Und auch wenn der unterhaltsberechtigte Elternteil im Heim wohnt und das Haus noch vom anderen Ehepartner bewohnt wird, besteht unter Umständen eine Verwertungspflicht etwa in der Form, dass ein Miteigentumsanteil des oder der Bedürftigen am Haus zur Sicherung eines Darlehens mit einem Grundpfandrecht belastet wird.

Leistungsfähigkeit des Kindes

Sie schulden Ihren Eltern keinen Unterhalt, wenn Sie unter Berücksichtigung Ihrer sonstigen finanziellen Verpflichtungen außerstande sind, ohne Gefährdung angemessenen Unterhalt zu leisten. Ihnen müssen also die Mittel verbleiben, die Sie zur angemessenen Deckung des Ihrer Lebensstellung entsprechenden allgemeinen Bedarfs benötigen.

Grundsätzlich müssen Sie als unterhaltspflichtiges Kind alle Ihnen tatsächlich zufließenden Einkünfte zur Deckung des Unterhaltsbedarfs der Eltern einsetzen. Von den Einkünften können Sie bestimmte Posten abziehen, so beispielsweise vorrangige Unterhaltspflichten (zum Beispiel Kindesunterhalt) und Aufwendungen für die Altersvorsorge (neben den Beiträgen zur gesetzlichen Rentenversicherung 5 Prozent des sozialversicherungspflichtigen Bruttoeinkommens).

Wie allgemein bei Unterhaltspflichten steht Ihnen auch gegenüber Ihren Eltern ein sogenannter Selbstbehalt zu, weil Sie durch die Gewährung des Unterhalts nicht in die Lage versetzt werden dürfen, Ihren eigenen Unterhalt zu gefährden. Gegenüber Ihren bedürftigen Eltern können Sie sich auf einen erhöhten Selbstbehalt berufen.

HINTERGRUND

Höhe des Mindestselbstbehalts

Nach den nicht verbindlichen Leitlinien einiger Oberlandesgerichte liegt der Selbstbehalt des Kindes bei 2.650 Euro. Von dem über dem Selbstbehalt liegenden Einkommen muss üblicherweise nur die Hälfte für den Unterhalt eingesetzt werden. Vom Bundesgerichtshof (Aktenzeichen XII ZB 6/24) wurde der in den Leitlinien festgelegte Mindestselbstbehalt zwar nicht beanstandet, allerdings kann laut Gericht ein Ausgleich zwischen dem Unterhaltsinteresse des hilfebedürftigen Elternteils und dem Interesse des unterhaltspflichtigen Kindes an der Aufrechterhaltung seines berufs- und einkommenstypischen Lebensstandards nur dadurch gefunden werden, wenn der angemessene Eigenbedarf anhand der konkreten Umstände des Einzelfalls und unter Berücksichtigung der besonderen Lebensverhältnisse, die bei der Inanspruchnahme auf Elternunterhalt vorliegen, ermittelt wird. Laut Bundesgerichtshof spricht aber auch nichts dagegen, wenn dem unterhaltspflichtigen Kind ein über die Hälfte hinausgehender Anteil – etwa 70 Prozent – des seinen Mindestselbstbehalt übersteigenden Einkommens zusätzlich belassen wird. Vermögen (zum Beispiel ein Eigenheim) muss nicht eingesetzt werden, wenn es der eigenen Alterssicherung des Kindes dient. Zudem ist das unterhaltsverpflichtete Kind berechtigt, bis zu 5 Prozent seines Bruttoeinkommens neben der gesetzlichen Altersvorsorge als zusätzliche private Altersvorsorge anzusparen, ohne auf bestimmte Anlageformen festgelegt zu sein.

Elternunterhalt kann durch schwere Verfehlungen der Eltern gegen das Kind verwirkt werden. Das ist allerdings auf Ausnahmefälle beschränkt. Nicht jede Störung der Eltern-Kind-Beziehung führt also zum Ausschluss der Unterhaltspflicht. Bloße Taktlosigkeiten im Umgang miteinander oder auch ein Kontaktabbruch der Eltern reichen in jedem Fall nicht aus, um einen Unterhaltsausschluss zu rechtfertigen.

Übergang des Unterhaltsanspruchs an das Sozialamt

Nicht abgedeckte Heimkosten werden zwar regelmäßig zunächst vom Sozialamt übernommen, bestehende Unterhaltsansprüche

BEISPIEL

Eine Unterhaltsverpflichtung des Kindes entfällt laut einem Urteil des Oberlandesgerichts Oldenburg (Aktenzeichen 4 UF 166/15), wenn der bedürftige Elternteil seine eigene, frühere Unterhaltsverpflichtung gegenüber dem Kind grob vernachlässigt hat. Im entschiedenen Fall hat der Vater über sechs Jahre lang gar nichts für die damals noch bedürftige Tochter gezahlt, obwohl er in der Lage gewesen wäre, einer Erwerbstätigkeit nachzugehen.

gegenüber einem unterhaltspflichtigen Kind gehen dann allerdings bis zur Höhe der vom Sozialamt übernommenen Aufwendungen auf die Behörde über, die anschließend den Anspruch gegen das Kind geltend machen kann. In diesem Fall gelten die sozialhilferechtlichen Besonderheiten. So sind insbesondere Unterhaltsansprüche gegen das Kind nur zu berücksichtigen, wenn dessen jährliches Jahresbruttoeinkommen mehr als 100.000 Euro beträgt.

Wann übernimmt die Sozialhilfe die Heimkosten?

Das Sozialamt unterstützt pflegebedürftige Heimbewohner, die in der stationären Pflege die einrichtungseinheitlichen Eigenanteil, die Kosten für Unterkunft und Verpflegung, die Investitionskosten und die Ausbildungsumlage nicht oder nicht vollständig durch eigene finanzielle Mittel bezahlen können und die die erforderliche Unterstützung nicht von anderen, insbesondere von ihren Angehörigen oder von anderen Sozialleistungsträgern (zum Beispiel soziale Pflegeversicherung), erhalten können. Da die Sozialhilfe nachrangig ist, muss die pflegebedürftige Person alle diese Mittel zunächst ausschöpfen. Allerdings gibt es Ausnahmen wie das Schonvermögen oder Ausnahmen aufgrund eines besonderen Härtefalls.

Einsatz des Einkommens

Grundsätzlich hat der Heimbewohner oder die Heimbewohnerin seine oder ihre gesamten Einkünfte zur Finanzierung der nicht durch die Pflegeversicherung gedeckten Heimkosten einzusetzen. Zum Einkommen gehören alle Einkünfte in Geld oder Geldeswert wie beispielsweise

- → Altersrenten und Pensionen,
- → Einnahmen aus Vermietung und Verpachtung,
- → Einkünfte aus Kapitalvermögen,

GUT ZU WISSEN

Diese Unterlagen braucht das Sozialamt

Sozialhilfe setzt ein, sobald das Sozialamt von der Notlage eines Menschen erfährt. Zwar muss nicht notwendigerweise ein Antrag gestellt werden, gleichwohl empfiehlt es sich, die Hilfe beim zuständigen Sozialamt schriftlich zu beantragen. Sie müssen dem Sozialamt folgende Unterlagen vorlegen:

- den letzten Bescheid der Pflegekasse,
- den Nachweis über die Höhe der Heimkosten,
- Kontoauszüge der letzten drei Monate,
- Nachweise über die Höhe der Einkünfte (zum Beispiel Rentenbescheid, Versorgungsbescheid bei Beamten) und
- Nachweise über vorhandenes Vermögen (zum Beispiel Sparbücher, Wertpapiere).

Das gilt sowohl für den ersten Antrag als auch für spätere Anträge auf weitere Leistungen. Die Sozialämter sind zu Auskunft und Beratung verpflichtet. Sie müssen gegebenenfalls andere Stellen benennen, wenn sie nicht zuständig sind.

- Wohngeld,
- Erwerbsminderungsrente,
- Steuererstattungen und
- Unterhaltsleistungen.

Ausnahmsweise werden bestimmte Einkünfte nicht als Einkommen angerechnet, so beispielsweise Zuschüsse zu Sozialversicherungsbeiträgen, Schmerzensgeld oder die Grundrenten nach dem Bundesversorgungsgesetz.

Vom festgestellten Bruttoeinkommen werden bestimmte Ausgaben und Beiträge abgezogen, so unter anderem Steuern und Sozialabgaben, Pflichtbeiträge zur Sozialversicherung (zum Beispiel zur Krankenversicherung) und Beiträge zu Versicherungen, soweit diese gesetzlich vorgeschrieben oder angemessen sind (zum Beispiel Kfz-Versicherung, Haftpflichtversicherung). Bei den Einkünften aus Vermietung und Verpachtung wird der Überschuss der Einnahmen über die mit der Vermietung und Verpachtung verbunden Kosten (zum Beispiel Schuldzinsen, Erhaltungsaufwand), bei den Einkünften aus Kapitalvermögen die um die Kapitalertragsteuer verminderten Jahresroheinnahmen angesetzt.

GUT ZU WISSEN

„Taschengeld“ vom Sozialamt

Wenn das gesamte Einkommen und Vermögen der pflegebedürftigen Person für die Aufwendungen in der stationären Einrichtung benötigt wird, steht ihr nichts mehr zur persönlichen Verwendung zur Verfügung. Deshalb wird ein sogenannter Barbetrag („Taschengeld“) als zusätzliche Leistung der Sozialhilfe gezahlt, um die persönlichen Bedürfnisse beispielsweise für den Friseur, Körperpflegeprodukte oder Zuzahlungen für Medikamente zu befriedigen. Aktuell (2025) beträgt das „Taschengeld“ 152 Euro im Monat. Zudem erhält die Heimbewohnerin oder der Heimbewohner eine monatliche Bekleidungspauschale von 23 Euro.

Einsatz des Vermögens

Zur Finanzierung der nicht durch Leistungen der Pflegeversicherung abgedeckten Heimkosten muss der pflegebedürftige Heimbewohner neben dem Einkommen grundsätzlich auch sein verwertbares Vermögen einsetzen. Das Sozialamt prüft also neben den Einkommens- auch die Vermögensverhältnisse des Heimbewohners. Von der Verwertung oder dem Verbrauch des Vermögens zur Finanzierung der Heimkosten ist das sogenannte Schonvermögen ausgenommen.

Zum verwertbaren Vermögen des pflegebedürftigen Heimbewohners gehören unter anderem das Finanzvermögen (zum Beispiel Bargeld, Bankguthaben, Wertpapiere, Bausparverträge, Lebensversicherungen) und das Sachvermögen (zum Beispiel Immobilien, Schmuck). Zum verwertbaren Vermögen gehören außerdem Vermächtnisse beim Eintritt des Erbfalls, schuldrechtliche Ansprüche aus einem Versorgungsausgleich bei Ehescheidung und Forderungen aus einem Kreditvertrag.

Von der Verwertung oder dem Verbrauch des Vermögens zur Finanzierung der Heimkosten ist das sogenannte Schonvermögen ausgenommen. Dazu gehören

- kleinere Barbeträge (für die leistungsberechtigte Person und den Ehepartner oder die Ehepartnerin jeweils 10.000 Euro und für jede Person, die von einer dieser Personen unterhalten wird, 500 Euro),
- Familien- und Erbstücke, wenn die Veräußerung eine besondere Härte bedeuten würde (zum Beispiel Möbel, Kunstwerke),
- Kapital- und die Erträge einer staatlichen geförderten Altersrente (zum Beispiel Riester-Rente),
- sonstiges Vermögen, solange es nachweislich zur baldigen Beschaffung oder

Erhaltung eines Hausgrundstücks bestimmt ist, das Wohnzwecken behinderter, blinder oder pflegebedürftiger Menschen dient oder dienen soll und dieser Zweck durch den Einsatz oder die Verwertung des Vermögens gefährdet würde.

Die Verwertung von Vermögensgegenständen ist auch dann ausgeschlossen, wenn dies für den Betroffenen eine besondere Härte bedeuten würde. Das ist beispielsweise der Fall, wenn ein Wertpapier zu einem ungünstigen Zeitpunkt verkauft werden soll. In diesen Fällen muss der Sozialhilfeträger die Leistungen darlehensweise erbringen. Das Darlehen ist zinsfrei und wird zurückgezahlt, wenn das Wertpapier später zu einem günstigeren Zeitpunkt und Wert verkauft worden ist.

→ TIPP

Zum Schonvermögen, das vom Sozialamt nicht verwertet werden darf, kann auch Vermögen zur Bestattungsvorsorge gehören, wenn der Vermögensbetrag angemessen ist. Dazu gehören auch eine Sterbegeldversicherung oder ein Bestattungsvorsorgevertrag (Bundessozialgericht, Aktenzeichen B 8/9b SO 9/06 R). Voraussetzung ist allerdings, dass das Vermögen zweckgebunden angelegt ist. Das heißt, es muss so angelegt sein, dass Sie den angesparten Betrag für nichts anderes als die Bestattung verwenden können.

GUT ZU WISSEN

Keine Pflicht zum Verkauf des Wohneigentums

Ist ein Haus oder eine Wohnung zu groß, wird nur der „unangemessene“ Teil berücksichtigt. Die Immobilie muss also nicht verkauft werden. In diesem Fall besteht die Möglichkeit, Leistungen der Sozialhilfe als Darlehen zu erhalten. Das Sozialamt kann dann eine dingliche Sicherung, zum Beispiel eine Eintragung einer Grundschuld ins Grundbuch, verlangen.

Unter Umständen zählt auch ein Haus oder eine Eigentumswohnung zum geschützten Vermögen. Das ist der Fall, wenn

- der pflegebedürftige Heimbewohner Eigentümer oder Miteigentümer (zum Beispiel gemeinsam mit dem Ehepartner) der Immobilie ist,
- der Ehepartner die Immobilie bewohnt oder
- ein Angehöriger (zum Beispiel ein Kind) die Immobilie bewohnt

und die Größe des Hauses oder der Eigentumswohnung angemessen ist.

Zieht eine verheiratete pflegebedürftige Person aus der häuslichen Umgebung in ein Heim, um dort vollstationär gepflegt zu werden, bleibt das angemessen große Haus oder die Eigentumswohnung gleichwohl geschützt, solange der Ehepartner oder die Ehepartnerin dort weiterlebt.

Die Angemessenheit richtet sich nach dem konkreten Einzelfall. Von Bedeutung sind in diesem Zusammenhang

→ die Zahl der Bewohner,
→ der Wohnbedarf (zum Beispiel behinderter oder pflegebedürftiger Menschen),
→ die Grundstücksgröße,
→ die Hausgröße,
→ der Zuschnitt und die Ausstattung des Wohngebäudes und
→ der Wert des Grundstücks einschließlich des Wohngebäudes.

Ein Familienheim gilt in der Regel nicht als unangemessen groß, wenn die Wohnfläche – bei vier dem Haushalt angehörenden Personen – die Grenze vom 130 Quadratmetern nicht übersteigt. Steht die Wohnfläche weniger als vier Bewohnern zur Verfügung, ist die Bezugsgröße um bis zu 20 Quadratmeter je Person zu verringern, jedoch bei nur einem Bewohner oder einer Bewohnerin in der Regel nicht auf weniger als 80 Quadratmeter. Letztlich maßgebend sind allerdings immer die konkreten Lebensumstände.

Sobald weder die leistungsberechtigte Person noch ihr Ehepartner oder ein minderjähriges Kind im Wohneigentum mehr wohnen, ist das Haus oder die Wohnung nicht mehr geschützt und muss jetzt grundsätzlich für die Bezahlung der Heimkosten eingesetzt werden.

! ACHTUNG

Sonderfall Nießbrauch

Bei Wohneigentum handelt es sich um Vermögen, wenn vor Beginn der Sozialhilfeleistung ein Nießbrauchsrecht für die pflegebedürftige Person bestellt wurde. Verwertbar ist dieses Vermögen allerdings nur über die Erzielung laufender Einkünfte (zum Beispiel aus der Vermietung einer Immobilie), die dann als Einkommen anzurechnen sind. Dagegen kann ein persönliches Wohnrecht nicht verwertet werden, weil es in der Regel erlischt, wenn es durch den Umzug des oder der Berechtigten in ein Heim nicht genutzt wird. Wenn dem oder der Berechtigten bei Aufgabe des Wohnungsrechts aber ein Anspruch auf Nutzungsentschädigung zusteht, ist diese als laufendes Einkommen anzusetzen.

Kann das Sozialamt den Ehegatten für die ungedeckten Heimkosten des Partners Anspruch nehmen?

Selbst mit einer guten Altersrente und den Leistungen der sozialen Pflegeversicherung können die Kosten im Pflegeheim von vielen pflegebedürftigen Bewohnern kaum auf Dauer getragen werden. Es verbleibt dann ein Rest an Kosten, der von der pflegebedürftigen Person nicht bezahlt werden kann. Den ungedeckten Teil der Heimkosten übernimmt zunächst das Sozialamt. Die Behörde wird dann aber prüfen, ob der Ehepartner der pflegebedürftigen Person für die nicht gedeckten Heimkosten herangezogen werden kann.

Eheleute sind einander unterhaltspflichtig. Kann der pflegebedürftige Heimbewohner die Heimkosten nicht mit den Leistungen der sozialen Pflegeversicherung sowie seinen eigenen Einkünften und seinem Vermögen vollständig decken, haftet der Ehepartner, wie bereits erwähnt, grundsätzlich im Rahmen seiner gesetzlichen Unterhaltspflicht mit seinem Einkommen und Vermögen für die ungedeckten Kosten.

Übernimmt das Sozialamt für eine im Heim lebende pflegebedürftige Person in einer Zeit Heimkosten, für die sie einen Unterhaltsanspruch hat, dann geht dieser Anspruch bis zur Höhe der geleisteten Aufwendungen auf die Behörde über. Unterhaltspflichtig sind in jedem Fall Eheleute, wenn und solange zwischen ihnen eine Lebensgemeinschaft besteht. Grundsätzlich besteht eine Unterhaltspflicht auch für getrennt lebende Ehepartner.

Anspruchsübergang auf Sozialamt

Wird eine pflegebedürftige Person in einer Pflegeeinrichtung untergebracht, tritt zunächst das Sozialamt in Vorleistung und übernimmt im Rahmen der Sozialhilfe die nicht gedeckten Kosten. Danach prüft die Behörde auf der Grundlage des ebenfalls

GUT ZU WISSEN

Sozialamt berücksichtigt Härtefälle

Gegenüber dem privaten Unterhaltsrecht bestehen im Sozialhilferecht einige Besonderheiten. So berücksichtigt das Sozialhilferecht anders als das private Unterhaltsrecht auch soziale Belange. Beispielsweise kann das Sozialamt einen Unterhaltsanspruch nicht oder nur begrenzt geltend machen, wenn dadurch für den unterhaltsverpflichteten Ehepartner eine unbillige Härte entstehen würde.

ACHTUNG

Auskunftspflicht

Der Ehepartner ist verpflichtet, dem Sozialamt auf Verlangen über seine Einkünfte und sein Vermögen Auskunft zu erteilen. Der unterhaltsrechtliche Auskunftsanspruch geht – wie der Unterhaltsanspruch selbst – auf das Sozialamt über.

übergegangenen Auskunftsanspruchs gegenüber der zum Unterhalt verpflichteten Person auch ihr Einkommen und Vermögen. Zu diesem Zweck verschickt das Sozialamt einen Fragebogen über die Einkommens- und Vermögensverhältnisse des oder der (mutmaßlichen) Unterhaltsverpflichteten, in diesem Fall also an die Ehefrau oder den Ehemann der pflegebedürftigen Person.

Der Unterhaltsanspruch geht, wie erwähnt, nur in Höhe der geleisteten Aufwendungen auf das Sozialamt über. Auf der Basis der eingeholten Informationen setzt das Sozialamt den Betrag fest, der von der oder dem Unterhaltspflichtigen zu zahlen ist.

Wie im privaten Unterhaltsrecht sind auch bei der Sozialhilfe für die Frage, ob und in welchem Umfang ein Unterhaltsanspruch besteht, der Bedarf und die Bedürftigkeit des oder der Unterhaltsberechtigten und die Leistungsfähigkeit der zum Unterhalt verpflichteten Person von Bedeutung – dazu unten mehr. Nur wenn diese Voraussetzungen erfüllt sind, kann das Sozialamt den Unterhaltsanspruch des pflegebedürftigen Ehepartners auf sich überleiten und gegen den unterhaltsverpflichteten Ehepartner geltend machen.

Bedarf des Ehepartners

Bei einer Heimunterbringung richtet sich der Bedarf des unterhaltsberechtigten Ehepartners nach den konkreten Heimkosten zuzüglich eines angemessenen Taschengelds. Allerdings beschränkt sich bei Sozialhilfebedürftigkeit sein Lebensbedarf auf das Existenzminimum und damit auf eine ihm zumutbare einfache und kostengünstige Heimunterbringung.

Bedürftigkeit des Ehepartners

Unterhaltsbedürftig ist der pflegebedürftige Ehepartner nur dann, wenn er seinen Bedarf nicht aus eigenen Mitteln decken kann. Nicht unterhaltsbedürftig ist er, wenn sein Einkommen und Vermögen ausreichen, um die Heimkosten zu finanzieren.

Leistungsfähigkeit des unterhaltsverpflichteten Ehepartners

Der unterhaltspflichtige Ehepartner muss nur dann für nicht gedeckte Heimkosten der pflegebedürftigen Person einstehen, wenn

GUT ZU WISSEN

Sozialamt betrachtet Einzelfall

Häufig ist der tatsächliche Betrag, der dem unterhaltspflichtigen Ehepartner als notwendiger Lebensunterhalt bleibt, höher als der Regelbedarf. Die Berechnung des notwendigen Lebensunterhalts erfolgt einzelfallbezogen. Es müssen immer die konkreten Lebensverhältnisse und die finanzielle Situation des zu Hause wohnenden Ehepartners berücksichtigt werden, also zum Beispiel auch bestehende Zahlungsverpflichtungen.

er aufgrund seiner Einkommens- und Vermögensverhältnisse leistungsfähig ist. In jedem Fall muss sein eigener notwendiger Lebensunterhalt sichergestellt sein. Der zu Hause lebende Ehepartner darf also nicht selbst zum Sozialfall werden, wenn er sich an den nicht gedeckten Heimkosten seines Partners beteiligen muss.

In jedem Fall muss das Sozialamt dem zu Hause wohnenden Ehepartner für seinen notwendigen Lebensunterhalt einen Garantiebetrag belassen. Der notwendige Lebensunterhalt wird über den sogenannten Regelbedarf abgedeckt. Als monatliche Pauschale, die den Regelbedarf des unterhaltspflichtigen Ehepartners decken soll, wird der Sozialhilfesatz der Regelbedarfsstufe 1 (2025: 563 Euro) gewährt. Zusätzlich gewährt das Sozialamt dann noch einen Zuschlag auf diesen Regelsatz. Zum notwendigen Lebensunterhalt gehören auch die Ausgaben für eine Wohnung. Deshalb übernimmt das Sozialamt auch die Kosten für eine angemessene Mietwohnung (Miete, Heizung und Warmwasser). Lebt der unterhaltspflichtige Ehepartner im eigenen Haus oder in einer Eigentumswohnung, werden entsprechende Nebenkosten und Erhaltungskosten berücksichtigt.

Der Unterhaltsanspruch des im Heim lebenden bedürftigen Ehepartners gegen seinen Ehepartner geht ausnahmsweise nicht auf das Sozialamt über, wenn der Übergang des Anspruchs eine unbillige Härte bedeuten würde. Das ist beispielsweise der Fall, wenn der Unterhaltspflichtige vor Eintritt der Sozialhilfe bereits erhebliche Leistungen zur häuslichen Pflege erbracht und dem Sozialamt durch die geleistete Pflege Leistungen erspart hat.

Der Unterhaltsanspruch des sozialhilfeberechtigten Heimbewohners geht auch dann nicht auf das Sozialamt über, soweit der Anspruch durch laufende Zahlung vom unterhaltsverpflichteten Ehepartner erfüllt wird. Kommt also der zum Unterhalt verpflichtete Ehepartner seiner Zahlungspflicht rechtzeitig nach, kann er vom Sozialamt

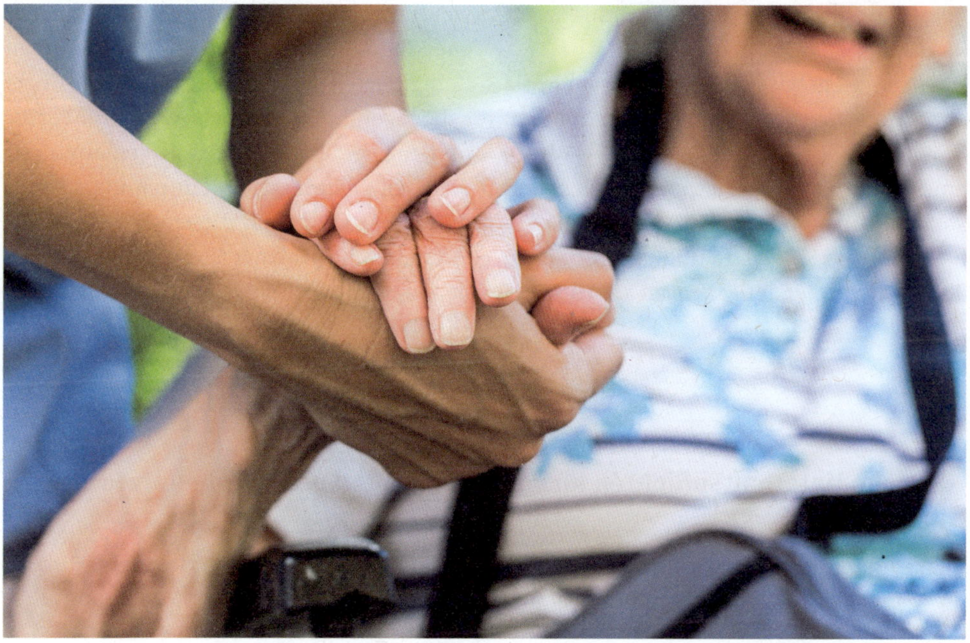

nicht mit den Heimkosten in Anspruch genommen werden. Soweit der Unterhalt bereits gezahlt ist, ist der Unterhaltsanspruch erfüllt und somit erloschen. Das klingt selbstverständlich, wurde aber vom Gesetzgeber ausdrücklich so geregelt. Wird nicht der volle Unterhalt gezahlt, geht der nicht geleistete Unterhalt auf das Sozialamt über.

Der Unterhaltsanspruch des im Heim lebenden pflegebedürftigen Ehegatten gegen seinen Ehepartner geht zwar kraft Gesetzes über, wenn ihm Leistungen der Sozialhilfe gewährt werden, das Sozialamt muss den Hilfeempfänger aber über den Übergang des Unterhaltsanspruchs auf die Behörde informieren. Gegebenenfalls muss das Sozialamt den Unterhaltsanspruch vor dem Familiengericht geltend machen. Dann muss die Behörde unter anderem nachweisen, ob die Voraussetzungen für den Übergang des Anspruchs (insbesondere Bedarf, Bedürftigkeit und Leistungsfähigkeit) vorliegen.

Einstandspflicht bei nicht verheirateten Paaren

Was viele nicht wissen: Auch Menschen, die ohne Trauschein zusammenleben, müssen im Pflegefall füreinander einstehen. Wer in einer nicht ehelichen Partnerschaft lebt und Sozialhilfe beantragt, muss also damit rechnen, dass die Einkünfte und das Vermögen des Partners oder der Partnerin angerechnet werden, weil die Partner in einer eheähnlichen Gemeinschaft leben. Eine eheähnliche Gemeinschaft ist eine auf Dauer angelegte Lebensgemeinschaft zwischen zwei Personen, die keine weitere Lebensgemeinschaft gleicher Art zulässt, sich durch innere Bindungen auszeichnet, die ein gegenseitiges Einstehen der Partner füreinander begründen, also über die Beziehung einer Haus-

ACHTUNG

Gleiche Unterhaltspflichten für verheiratete und nicht verheiratete Paare!

Erkennt das Sozialamt auf eine eheähnliche Gemeinschaft, gelten für den Umfang der Unterhaltspflicht zwischen den nicht verheirateten Partnern die gleichen Grundsätze wie bei Eheleuten. Das heißt, dass der nicht eheliche Partner mit seinem Einkommen und Vermögen für die Heimkosten des pflegebedürftigen Partners im gesetzlich vorgegebenen Rahmen einstehen muss. Bei dem Zusammenleben der Partner in einer Wohnung wird gesetzlich vermutet, dass sie eine Haushaltsgemeinschaft führen – diese ist nicht mit einer Wohngemeinschaft zu verwechseln. Das hat zur Folge, dass bei der Prüfung der Bedürftigkeit des pflegebedürftigen Partners das Einkommen und Vermögen beider Partner zugrunde gelegt wird. Sie können die gesetzliche Vermutung einer Haushaltsgemeinschaft widerlegen, indem Sie gegenüber dem Sozialamt glaubhaft machen, dass Sie und Ihr Partner oder Ihre Partnerin unabhängig voneinander Ihre beiden Haushalte führen. Konkret kann das bedeuten, dass Sie sich von Ihrem Partner oder Ihrer Partnerin trennen müssen, um der Unterhaltspflicht zu entgehen. Das Sozialamt kann aber prüfen, ob diese Trennung „echt“ ist. Wenn Sie zum Beispiel Ihren Partner oder Ihre Partnerin weiterhin regelmäßig im Heim besuchen, kann das Sozialamt die Trennung anzweifeln.

halts- und Wirtschaftsgemeinschaft hinausgehen. Wenn zwei Menschen also lediglich eine Wohngemeinschaft bilden, um die Miete für bisher zwei örtlich auseinanderliegende Wohnungen zu sparen, reicht das also nicht aus.

Kann das Sozialamt die Kinder für Heimkosten der Eltern in Anspruch nehmen?

Kinder müssen im Rahmen ihrer finanziellen Möglichkeiten für den Unterhalt ihrer Eltern aufkommen. Der Unterhaltsbedarf der Eltern bestimmt sich nach den jeweiligen Lebensumständen. Bei einer Heimunterbringung richtet sich der Bedarf des unterhaltsberechtigten Elternteils nach den konkreten Heimkosten zuzüglich eines angemessenen Taschengelds. Allerdings beschränkt sich bei Sozialhilfebedürftigkeit sein Lebensbedarf auf das Existenzminimum und damit auf eine ihm zumutbare einfache und kostengünstige Heimunterbringung. Auf diesen Bedarf sind Leistungen der sozialen Pflegeversicherung und eigenes Einkommen (insbesondere die Rente) und das Vermögen des Elternteils anzurechnen. Können damit nicht alle Kosten gedeckt werden, kommt ein Unterhaltsanspruch gegen die Kinder in Betracht.

GUT ZU WISSEN

Unterhaltspflicht nur bei hohem Einkommen

In der Regel müssen Eltern nicht befürchten, dass ihre Kinder für Pflegekosten im Heim herangezogen werden, wenn sie selbst auf Hilfe des Sozialamts angewiesen sind. Seit 2020 müssen sich die Kinder erst ab einem Jahresbruttoeinkommen von 100.000 Euro an den Pflegekosten der Eltern beteiligen. Kinder, die weniger verdienen, haften nicht für Heimkosten der Eltern, auch nicht mit ihrem Vermögen.

Anspruchsübergang auf das Sozialamt

Bei pflegebedürftigen Eltern tritt in der Praxis regelmäßig das Sozialamt für entstehende Pflegekosten in Vorleistung. In diesem Fall geht der Unterhaltsanspruch des sozialhilfebedürftigen Elternteils gegen seine Kinder auf das Sozialamt über. Die Behörde kann dann die ursprünglich dem unterhaltsberechtigten Elternteil zustehenden Unterhaltsansprüche gegenüber den Kindern geltend machen. Die Rückgriffmöglichkeit besteht aber nur dann, wenn auch der pflegebedürftige Elternteil von dem Kind hätte Unterhalt verlangen können.

Bedürftig ist ein im Heim untergebrachter Elternteil nur dann, soweit keine vorran-

> ACHTUNG
>
> **Enkelkinder und Geschwister nicht zahlungspflichtig!**
>
> Vom Sozialamt können nur Verwandte ersten Grades, also die Kinder von pflegebedürftigen Eltern, zur Unterhaltszahlung herangezogen werden, nicht andere Verwandte wie Enkelkinder oder Geschwister.

gigen durchsetzbaren Unterhaltsansprüche gegen leistungsfähige andere Personen bestehen. Vorrangig ist in diesem Zusammenhang insbesondere der Unterhaltsanspruch des bedürftigen Elternteils gegen seinen Ehepartner oder seine Ehepartnerin. Die Kinder haften also nur ersatzweise, wenn der Ehepartner oder die Ehepartnerin nicht die finanziellen Mittel hat, um die pflegebedürftige Ehefrau oder den pflegebedürftigen Ehemann zu unterstützen.

Schwiegerkinder können nicht vom Sozialamt in Anspruch genommen werden. Nur das Einkommen des Kindes des pflegebedürftigen Elternteils ist maßgebend. Ein gering verdienendes Kind muss also auch dann keinen Unterhalt zahlen, wenn es zusammen mit dem Einkommen seines Partners über der sozialhilferechtlichen Einkommensgrenze liegt.

> ACHTUNG
>
> **Verzicht auf Elternunterhalt nicht möglich**
>
> Die meisten Eltern wollen ihre Kinder nicht mit Heimkosten belasten und deswegen keinen Elternunterhalt einfordern. Diese Wahl haben sie aber nicht, wenn sie für Pflegeleistungen, die sie nicht selbst bezahlen können, Sozialhilfeleistungen in Anspruch nehmen müssen. Hier hilft auch kein Verzicht auf den Unterhalt gegenüber den Kindern. Ein solcher Verzicht ist stets unwirksam, egal, welche Form er hat. Es hilft also zum Beispiel nicht, einen Verzicht gegen Abfindung zu vereinbaren. Auch ob auf den Unterhalt vollständig oder nur teilweise verzichtet wird, hat keine Bedeutung.

Zum anrechenbaren Einkommen des Kindes zählen seine gesamten steuerlichen Einkünfte, insbesondere der Bruttolohn aus einer Beschäftigung, Urlaubsgeld, Weihnachtsgeld, Gratifikationen, Einnahmen aus Vermietung und Verpachtung und aus selbstständiger Tätigkeit. Vorhandenes Vermögen wird – anders als bei Ehepartnern – nicht berücksichtigt. Bei Arbeitnehmern ist das um steuerlich anzuerkennende berufsbedingte Aufwendungen (zum Beispiel Werbungskosten wie Kosten für Arbeitskleidung und Fahrtkosten) bereinigte Bruttoeinkommen maßgebend. Andere Absetzungsbeträge (zum Beispiel Einkommen- und Kirchensteuer, Sozialversicherungsbeiträge, außergewöhnliche Belastungen) beeinflussen den Umfang des Einkommens nicht.

Vermutung von Einkommen unter der Jahreseinkommensgrenze

Kraft Gesetzes wird vermutet, dass das Einkommen des unterhaltspflichtigen Kindes die Jahreseinkommensgrenze nicht überschreitet. Deshalb muss das Sozialamt beweisen, dass das Bruttoeinkommen eines Kindes die Grenze von 100.000 Euro übersteigt.

Nur wenn hinreichende Anhaltspunkte dafür vorliegen, dass die Einkommensgrenze überschritten wird, sind die Kinder gegenüber dem Sozialamt verpflichtet, über ihre Einkommensverhältnisse Auskunft zu geben. Das ist dann der Fall, wenn die Kinder Berufe ausüben, bei denen nach allgemeinen Erfahrungswerten gut verdient wird. Das Sozialamt kann von pflegebedürftigen Eltern Angaben verlangen, die Rückschlüsse auf die Einkommensverhältnisse der möglicherweise unterhaltspflichtigen Kinder zulassen. Es ist üblich, dass die Sozialämter in den Antragsformularen bei den Eltern abfragen, ob ihre Kinder ein Einkommen haben, das über der Jahreseinkommensgrenze liegt. Wird diese Frage von den Eltern bejaht, besteht für das Sozialamt Anlass, bei den Kindern genauer nachzufragen. Die Eltern brauchen diese Frage aber nicht zu beantworten. Schließlich wissen sie in der Regel nicht genau, wie viel ihre Kinder verdienen. Erst wenn hinreichende Anhaltspunkte für ein Überschreiten der Jahreseinkommensgrenze vorliegen, besteht ein Auskunftsanspruch gegenüber den zum Unterhalt verpflichteten Kindern.

Erzielt ein unterhaltspflichtiges Kind ein höheres Gesamteinkommen als 100.000 Euro, hat das Sozialamt zu prüfen, in welchem Umfang das Kind in Anspruch genommen werden kann. In jedem Fall geht der Unterhaltsanspruch der Eltern gegenüber ihren Kindern nur bis zur Höhe der geleisteten Aufwendungen auf das Sozialamt über.

Das Sozialamt prüft die Leistungsfähigkeit des Kindes, das heißt, wie viel Geld vom Kind verlangt werden kann. Maßgebend sind in diesem Zusammenhang insbesondere die privatrechtlichen Unterhaltsregelungen. Dabei muss, wie schon erwähnt, auch ein angemessener Selbstbehalt für das eigene Leben des Kindes berücksichtigt werden.

Der Unterhaltsanspruch des im Heim lebenden pflegebedürftigen Elternteils gegen seine Kinder geht zwar kraft Gesetzes über, wenn ihm Leistungen der Sozialhilfe gewährt werden, das Sozialamt muss den Hilfeempfänger aber über den Übergang des

Unterhaltsanspruchs auf die Behörde informieren. Gegebenenfalls muss das Sozialamt den Unterhaltsanspruch vor dem Familiengericht geltend machen. Dann muss die Behörde unter anderem nachweisen, ob die Voraussetzungen für den Übergang des Anspruchs (insbesondere Bedarf, Bedürftigkeit und Leistungsfähigkeit) vorliegen.

Kann das Sozialamt Schenkungen zur Finanzierung der ungedeckten Heimkosten rückgängig machen?

Können die Heimkosten vom Heimbewohner mit den Leistungen der Pflegeversicherung und seinen eigenen Einkünften nicht vollständig abgedeckt werden, übernimmt zunächst das Sozialamt den ungedeckten Teil der Kosten. Die Behörde wird dann aber prüfen, ob der Ehepartner oder die Kinder der pflegebedürftigen Person im Rahmen ihrer Unterhaltspflicht für die nicht gedeckten Heimkosten herangezogen werden können. Das Sozialamt kann in dem Zusammenhang auch prüfen, ob es Schenkungen gegeben hat, die es nun zurückfordern kann.

Rückgängigmachung von Schenkungen

Unter einer Schenkung ist die unentgeltliche Zuwendung eines Gegenstands an eine andere Person zu verstehen. Schenkungen sind eine Möglichkeit, Vermögenswerte im Wege der vorweggenommenen Erbfolge an Familienmitglieder zu übertragen (zum Beispiel die Übertragung einer Immobilie, von Wertpapieren oder von Wertgegenständen). Unentgeltlich ist eine Zuwendung, wenn sie rechtlich unabhängig von einer Gegenleistung erfolgt.

„Geschenkt ist geschenkt." Diese Aussage stimmt nur bedingt. Es ist nämlich bei jeder Schenkung grundsätzlich möglich, die Rückgabe des Geschenks zu verlangen, wenn

> **! ACHTUNG**
>
> **Nicht jede Zuwendung ist eine Schenkung**
>
> Eine sogenannte ehebedingte Zuwendung ist keine Schenkung! Unter ehebedingten Zuwendungen sind vermögenswerte Leistungen zu verstehen, die ein Ehepartner dem anderen zur Verwirklichung oder Ausgestaltung, Erhaltung oder Sicherung der ehelichen Lebensgemeinschaft zukommen lässt. Dazu gehören zum Beispiel die Übertragung eines Miteigentumsanteils an einem Hausgrundstück oder Beiträge zur Alterssicherung des Ehepartners.

der Schenker nach der Vollziehung der Schenkung nicht mehr in der Lage ist, seinen angemessenen Unterhalt zu bestreiten. Das ist zum Beispiel der Fall, wenn eine pflegebedürftige Person für Heimkosten, die nicht durch Leistungen der Pflegeversicherung und ihre eigenen Einkünfte sowie ihr Vermögen gedeckt sind, Hilfen des Sozialamts in Anspruch nimmt.

Nicht zurückgefordert werden können sogenannte Pflicht- und Anstandsschenkungen (zum Beispiel Gelegenheitsgeschenke wie Geburtstags-, Weihnachts- oder Hochzeitsgeschenke). Ebenfalls ausgeschlossen ist die Rückforderung der Schenkung, wenn der Schenker seine Bedürftigkeit vorsätzlich oder grob fahrlässig herbeigeführt hat (zum Beispiel durch Verschwendung oder Glücksspiel).

Rückforderung der Schenkung durch das Sozialamt

Hat der Heimbewohner zur Finanzierung ungedeckter Heimkosten Leistungen der Sozialhilfe in Anspruch genommen, kann das Sozialamt Ansprüche des Bewohners, die dieser gegen andere Personen hat, bis zur Höhe seiner Aufwendungen auf sich überleiten und selbst geltend machen. Von Bedeutung ist in der Praxis vor allem die Überleitung von Rückforderungsansprüchen von Schenkungen. Soweit ein Schenker nach der Schenkung verarmt und außerstande ist, seinen angemessenen Unterhalt zu bestreiten und seine gesetzlichen Unterhaltspflichten zu erfüllen, hat er einen Rückforderungsanspruch gegen den Beschenkten. Diesen Anspruch leitet das Sozialamt, das dem Schenker Leistungen erbringt, auf sich über und macht ihn bei dem Beschenkten geltend.

Der Beschenkte kann die Herausgabe der Schenkung abwenden, wenn er den erforderlichen Betrag an das Sozialamt zahlt.

BEISPIEL

Frau W. hat von ihrem Vater vor fünf Jahren ein Zweifamilienhaus als Schenkung erhalten. Eine der beiden Wohnungen bewohnt sie selbst, die andere ist vermietet. Frau W. kann den Rückforderungsanspruch des Sozialamts abwenden, indem sie die Miete an das Sozialamt überweist.

→ TIPP

Den Rückforderungsanspruch kann das Sozialamt bei einer Schenkung nur dann auf sich überleiten, wenn seit der Schenkung noch keine zehn Jahre vergangen sind. Die Frist beginnt zu laufen, sobald der Beschenkte nach dem Abschluss des Schenkungsvertrags und der Auflassung – also der Einigung zwischen dem Schenker und dem Be-

schenkten über den Eigentumsübergang – einen Antrag auf Eintragung der Rechtsänderung beim Grundbuchamt eingereicht hat.

Im Prinzip kann das Sozialamt jeden Anspruch des Sozialhilfeempfängers auf sich überleiten. Neben Rückforderungsansprüchen bei Schenkungen kommen beispielsweise auch Geldansprüche, Sparverträge, Leistungen aus Kapitallebensversicherungen und Schadenersatzansprüche in Betracht. Selbst über mehrere Jahre monatlich geleistete Zahlungen an Familienangehörige zum Kapitalaufbau können vom Sozialamt zurückgefordert werden, wenn der Schenker oder die Schenkerin selbst bedürftig wird und deshalb Leistungen vom Sozialamt bezieht. In einem vom Oberlandesgericht Celle (Aktenzeichen 6 U 76/19) entschiedenen Fall hatte eine Großmutter für ihre beiden Enkel nach deren Geburt jeweils ein für 25 Jahre angelegtes Sparkonto eröffnet und darauf über einen längeren Zeitraum jeweils mo-

ACHTUNG

Sonderfall Wohnrecht

Zwar kann das Sozialamt ein Wohnrecht, das dem Empfänger von Sozialhilfeleistungen zusteht, nicht auf sich überleiten, überleitungsfähig sind aber Ansprüche des Berechtigten, wenn er das Wohnrecht nicht ausübt und zum Beispiel Mieteinnahmen für diesen Wohnraum hat. In diesem Fall kann das Sozialamt Zahlungsansprüche selbst dann auf sich überleiten, wenn die Rückforderung der Immobilienschenkung nach Ablauf der Zehn-Jahres-Frist nicht mehr zulässig ist.

GUT ZU WISSEN

Härtefälle müssen berücksichtigt werden

Ob und in welchem Umfang Ansprüche des Heimbewohners, dem vom Sozialamt Leistungen gewährt wurden, auf das Sozialamt übergeleitet werden dürfen, hängt von vielen Faktoren ab. In jedem Fall steht die Entscheidung im Ermessen des Sozialamts und muss hinreichend begründet sein. Unter anderem muss das Sozialamt auch familiäre und soziale Belange berücksichtigen. So kann die Behörde von der Überleitung des Rückforderungsanspruchs bei einer Schenkung absehen, wenn auch für den Beschenkten eine besondere Härte vorliegt. Das kann etwa dann der Fall sein, wenn dieser den Empfänger der Sozialhilfe freiwillig gepflegt und das Sozialamt dadurch erheblich entlastet hat.

natlich 50 Euro eingezahlt, um für die Enkel Kapital anzusparen. Das Gericht entschied, dass die Enkel die Beiträge auf den Sparkonten zurückzahlen müssen.

Das Sozialamt leitet den Anspruch des Sozialhilfeempfängers durch einen schriftlichen Verwaltungsakt auf sich über. Damit geht die Forderung des Heimbewohners – zum Beispiel auf Rückübertragung einer geschenkten Immobilie – auf die Behörde über. Das Sozialamt hat dann das Recht, den übergeleiteten Anspruch geltend zu machen und durchzusetzen. Der Anspruchsübergang erfolgt allerdings nur bis zur Höhe der Aufwendungen des Sozialamts.

Kann das Sozialamt Leistungen an einen verstorbenen Heimbewohner von dessen Erben zurückverlangen?

Wer Leistungen des Sozialamts bezogen hat, muss diese grundsätzlich nicht zurückzahlen. Leistungen können jedoch unter Umständen von den Erben oder dem Ehepartner des verstorbenen Bedürftigen (und von den Erben des Ehepartners des Bedürftigen, wenn dieser vor dem Bedürftigen stirbt) zurückgefordert werden. Die Haftung der Erben ist allerdings auf den Nachlass beschränkt.

Haftung der Erben

Wie bereits ausgeführt, ist ein Teil des Vermögens gesetzlich geschützt und muss von der Heimbewohnerin oder dem Heimbewohner nicht für die Finanzierung der Heimkosten eingesetzt werden (sogenanntes Schonvermögen). Dazu gehört beispielsweise ein angemessenes Wohnhaus, wenn es vom zu Hause wohnenden Ehepartner der pflegebedürftigen Person genutzt wird. Dieses Vermögen verbleibt bei der pflegebedürftigen Person und muss nicht für die Sozialhilfe eingesetzt werden. Nach dem Tod eines Sozialhilfeempfängers entfällt allerdings der Schutz des Schonvermögens. Schließlich bezweckt dieses Vermögen nur den Schutz des Empfängers von Sozialhilfe, nicht jedoch seiner Erben. In der Praxis bedeutet dies, dass das Sozialamt meist Geld von dem oder den Erben zurückfordert, wenn von der pflegebedürftigen Person eine Wohnimmobilie vererbt wurde.

Nach dem Tod des Sozialhilfeempfängers kann das Sozialamt also die gewährten Leistungen von den Erben des Hilfeempfängers zurückfordern. Erben mehrere Personen, haften sie als Gesamtschuldner. Dann steht es im Ermessen des Sozialamts, von welchem Miterben die Leistungen zurückverlangt werden.

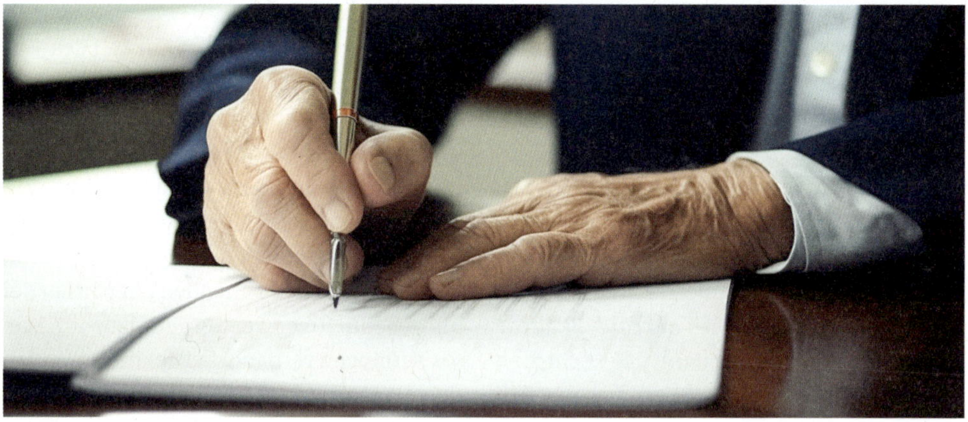

Haftung mit dem Nachlass

Die Haftung der Erben für Leistungen des Sozialamts an den pflegebedürftigen Erblasser ist auf den Wert beschränkt, den der Nachlass zum Zeitpunkt des Erbfalls hat. Damit ist ausgeschlossen, dass die Erben darüber hinaus mit ihrem eigenen Einkommen und Vermögen für die vom Sozialamt gewährten Hilfeleistungen haften. Vom Aktivvermögen des Nachlasses sind als Nachlassverbindlichkeiten eventuelle Schulden des Erblassers und die sogenannten Erbfallschulden (zum Beispiel die Kosten einer standesgemäßen Bestattung) abzuziehen.

Beschränkung der Ersatzpflicht

Liegt der Wert des Nachlasses unter der Freibetragsgrenze (2025: 3.378 Euro), macht das Sozialamt keinen Erstattungsanspruch geltend. Das gilt auch, wenn die Inanspruchnahme des Erben nach den Besonderheiten des Einzelfalls eine besondere Härte bedeuten würde. Das kann beispielsweise der Fall sein, wenn der Erbe zu Lebzeiten des Sozialhilfeempfängers erheblich in das hinterlassene Haus investiert und damit den Wert des Nachlasses erhöht hat.

Geltendmachung des Ersatzanspruchs

Auch wenn das Sozialamt einen gesetzlichen Anspruch auf Kostenersatz durch die Erben hat, muss es diesen Anspruch dennoch durch einen Leistungsbescheid gegenüber den Erben geltend machen. Im Leistungsbescheid muss es den Namen des oder der Erstattungspflichtigen und die Höhe des verlangten Kostenersatzes nennen.

Gegen den Leistungsbescheid kann innerhalb eines Monats nach Bekanntgabe Widerspruch erhoben werden.

Erlöschen des Ersatzanspruchs

Der Anspruch auf Kostenersatz des Sozialamts erlischt drei Jahre nach dem Tod des Sozialhilfeempfängers oder seines Ehepartners. Innerhalb dieser Frist muss also der Anspruch vom Sozialamt geltend gemacht werden. Maßgebend für die Berechnung der Drei-Jahres-Frist ist der Tod des Sozialhilfeempfängers oder, falls sich der Ersatzanspruch gegen die Erben des Ehepartners richtet, der Tod des Ehepartners.

→ TIPP

Sie als Erbe oder Erbin sind nicht verpflichtet, das Sozialamt darauf hinzuweisen, wenn das Ende der Drei-Jahres-Pflicht naht und seine Ansprüche zu erlöschen drohen.

Haben Heimbewohner Anspruch auf Wohngeld?

Nicht nur Wohnungsmieter und -mieterinnen, sondern auch pflegebedürftige Menschen in einer vollstationären Einrichtung können Anspruch auf Wohngeld haben. Beim Wohngeld handelt es sich um einen staatlichen Zuschuss zum Heimentgelt, das allerdings ausschließlich die Mietkosten betrifft. Diese Mietkosten sind Teil der Investitionskosten.

Wer ist wohngeldberechtigt?

Zu dem wohngeldberechtigten Personenkreis gehören Personen, die in einem Heim im Sinne des Heimgesetzes oder entsprechender Gesetze der Länder nicht nur vorübergehend aufgenommen sind. Heime in diesem Sinne sind Einrichtungen, die dem Zweck dienen, ältere Menschen oder pflegebedürftige oder behinderte Volljährige aufzunehmen, ihnen Wohnraum zu überlassen sowie Betreuung und Verpflegung zur Verfügung zu stellen oder vorzuhalten, und die in ihrem Bestand von Wechsel und Zahl der Bewohnerinnen und Bewohner unabhängig sind und entgeltlich betrieben werden.

Heimbewohner haben nur dann Anspruch auf Wohngeld, wenn sie dauerhaft in einem Heim untergebracht sind. Der Anspruch besteht also nicht, wenn sie dort nur vorübergehend untergebracht sind. Eine vorübergehende Unterbringung liegt vor, wenn der Aufenthalt von Beginn an auf bis zu drei Monate beschränkt ist. Für kurzzeitige Aufnahmen im Heim, zum Beispiel bei Kurzzeitpflege, besteht kein Anspruch auf Wohngeld.

Wohngeld wird allerdings nur dann gewährt, wenn der Heimbewohner oder die Heimbewohnerin keine anderen Unterstützungsleistungen (zum Beispiel Hilfe zur Pflege vom Sozialamt) bezieht.

→ TIPP

In Baden-Württemberg können auch Empfänger von Leistungen der Hilfe zur Pflege zusätzlich Wohngeld erhalten. Es empfiehlt sich daher immer, parallel zu den Leistungen der Hilfe zur Pflege auch Wohngeld zu beantragen. Wohngeld wird zwar auf den Bedarf der Sozialhilfe in voller Höhe als Einkommen angerechnet, was auf den ersten Blick keinen Vorteil für den Hilfeempfänger bringt, es mindert aber die Leistungen, die das Sozialamt leisten muss. Damit verringert sich bei einem möglichen späteren Kostenersatz, den zum Beispiel die Erben leisten müssen, die Höhe der Rückzahlungen an das Sozialamt.

Finanzielle Voraussetzungen

Für die Gewährung von Wohngeld sind das Einkommen und das Vermögen von Bedeutung. Zum Jahreseinkommen zählen alle steuerfreien und steuerpflichtigen Einnahmen und alle einmaligen und regelmäßigen Einnahmen (zum Beispiel Renten, Pensionen, Versorgungsbezüge, Unterhaltszahlungen). Bei der Ermittlung des Jahreseinkommens werden noch bestimmte Freibezüge abgezogen.

Ein Wohngeldanspruch besteht nicht, wenn der Heimbewohner oder die Heimbewohnerin ein „erhebliches Vermögen" besitzt. Erhebliches Vermögen ist in der Regel vorhanden, wenn die Summe des verwertbaren Vermögens des Heimbewohners oder der Heimbewohnerin 60.000 Euro übersteigt.

Höhe des Wohngelds

Anders als bei Wohnungsmietern berechnet sich bei Heimbewohnern die Höhe des Wohngelds nicht nach der individuellen Höhe der Miete. Vielmehr ist das Mietniveau in der Region maßgebend, in dem sich das Pflegeheim befindet. Für die Höhe des Wohngelds ist also ausschließlich der Ort des Heims entscheidend. Bei der Berechnung wird immer der Höchstwert der jeweiligen Mietstufe berücksichtigt. Ein Heimbewohner muss also in seinem Antrag auf Gewährung von Wohngeld nicht angeben, wie hoch die Miete im Heim ist.

BEISPIEL

Für die Stadt Münster gilt aktuell (2025) die Mietstufe IV. Der für diese Stufe geltende Höchstbetrag für ein Haushaltsmitglied beläuft sich auf 511 Euro. Dies wäre somit die anzusetzende Miete. Für Bochum gilt die Mietstufe III; in diesem Fall werden als Miete 456 Euro angesetzt.

Antrag und Verfahren

Wohngeld wird nur auf Antrag gezahlt. Die entsprechenden Formulare gibt es bei der zuständigen Wohngeldstelle der Gemeinde-, Stadt- oder Kreisverwaltung, die auch die Bearbeitung übernimmt. In vielen Bundesländern gibt es einen speziellen Wohngeldantrag für Heimbewohner. Der Antragsteller oder die Antragstellerin muss der Behörde seine oder ihre persönlichen und wirtschaftlichen Verhältnisse mitteilen. Außerdem benötigt er oder sie eine Bestätigung der Heimleitung, die sich üblicherweise mit auf dem Antrag befindet und von der Heimleitung auszufüllen ist.

Wann besteht Anspruch auf Pflegewohngeld?

Wie bereits beschrieben, fallen in einem Pflegeheim Kosten für Pflege und Betreuung, der einrichtungseinheitliche Eigenanteil des Heimbewohners, Kosten für Unterkunft und Verpflegung, Investitionskosten und die Ausbildungsumlage an. Die soziale Pflegeversicherung bezuschusst nur die reinen Pflege- und Betreuungskosten, während der Heimbewohner oder die Heimbewohnerin unter anderem die Investitionskosten selbst zahlen muss. Die Investitionskosten umfassen in etwa die Kosten der Kaltmiete, dazu gehören aber auch die Kosten für Umbau- oder Ausbaumaßnahmen, Modernisierungsarbeiten und Instandhaltung. Diese Aufwendungen werden auf einen monatlichen Betrag umgerechnet und den Heimbewohnern in Rechnung gestellt.

In Nordrhein-Westfalen und Schleswig-Holstein übernimmt das Sozialamt zumindest anteilig diese Investitionskosten, indem es Heimbewohnern unter bestimmten Voraussetzungen einen Anspruch auf Pflegewohngeld einräumt.

Pflegewohngeld in Nordrhein-Westfalen

Mit dem Pflegewohngeld können Heimbewohner in Nordrhein-Westfalen die Investitionskosten im Pflegeheim bezahlen, wenn ihr eigenes Einkommen und Vermögen dafür nicht ausreichen.

Pflegewohngeld wird nur an pflegebedürftige Menschen gezahlt, die ihren gewöhnlichen Wohnsitz – also ihren Lebensmittelpunkt – vor dem Heimeintritt in Nordrhein-Westfalen haben. Pflegebedürftige, die vor der Heimaufnahme nicht in Nordrhein-Westfalen gelebt haben, erhalten Pflegewohngeld nur, wenn Verwandte ersten oder zweiten Grades in dem Kreis leben, in dem die Pflegeeinrichtung liegt.

Pflegewohngeld wird nur an Heimbewohner gezahlt, die vollstationär gepflegt werden. Bei Kurzzeit- oder Verhinderungspflege wird kein Pflegewohngeld gewährt.

Auch Pflegebedürftige in Tagespflege- oder Behinderteneinrichtungen haben keinen Anspruch auf Pflegewohngeld. Die anspruchsberechtigte Person muss mindestens in Pflegegrad 2 eingestuft sein.

Voraussetzung für die Leistung ist, dass das Einkommen des Heimbewohners oder der Heimbewohnerin nicht ausreicht, um die Investitionskosten zu finanzieren. Folgende Beträge werden vom Einkommen abgezogen:

→ das sogenannte Taschengeld, das dem Heimbewohner oder der Heimbewohnerin in der Einrichtung zusteht (2025: 152 Euro monatlich),
→ Kosten für Unterkunft und Verpflegung,
→ die von der Pflegekasse nicht abgedeckten Pflegekosten und
→ ein weiterer Selbstbehalt von 50 Euro im Monat.

Grundsätzlich muss der Heimbewohner für die Finanzierung der Pflegeheimkosten sein Vermögen einsetzen. Nicht angerechnet wird ein sogenanntes Schonvermögen. Es beträgt für alleinstehende pflegebedürftige Personen 10.000 Euro, für Ehepaare 15.000 Euro.

Pflegewohngeld wird nur gezahlt, wenn diese Leistung ausreichend ist, um die Investitionskosten zu decken. Ist der Bedarf des Heimbewohners größer, muss er Hilfe zur Pflege beantragen. Pflegewohngeld wird nur in sogenannten förderfähigen stationären Einrichtungen gezahlt. Diese Einrichtungen müssen bestimmte Voraussetzungen erfüllen (zum Beispiel Standards zur Wohnqualität). Zudem wird Pflegewohngeld nur für Pflegeheime gewährt, deren Investitionskosten vorab vom Sozialhilfeträger genehmigt wurden.

Bei Pflegewohngeld gibt es keinen Elternunterhalt. Das bedeutet, dass selbst für den Fall, dass die Kinder über 100.000 Euro verdienen, das Sozialamt die Kinder nicht zur Unterhaltszahlung auffordert.

→ TIPP

Sie müssen das Pflegewohngeld beim Sozialamt am Wohnort beantragen. In aller Regel helfen dabei die Pflegeheime. Als Antragsteller oder Antragstellerin müssen Sie Ihr Einkommen (zum Beispiel Renteneinkünfte, Mieteinnahmen) und Ihr Vermögen nachweisen.

Pflegewohngeld in Schleswig-Holstein

In Schleswig-Holstein ist das Pflegewohngeld eine bewohnerbezogene Förderung der Investitionskosten bei vollstationärer Pflege. Es wird vollstationären Pflegeeinrichtungen für pflegebedürftige Bewohner und Bewohnerinnen der Pflegegrade 2 bis 5 gewährt, deren Einkommen und Vermögen zur Finanzierung der Investitionskosten nicht ausreicht. Voraussetzung für die Förderung ist, dass das Einkommen des Heimbewohners oder der Heimbewohnerin eine bestimmte Einkommensgrenze nicht übersteigt. Auf diese Weise werden pflegebedürftige Heimbewohner von den Investitionskosten entlastet. Die Höhe des Pflegewohngeldes richtet sich insbesondere nach den Investitionskosten des Pflegeheims und den Einkommens- und Vermögensverhältnissen des pflegebedürftigen Heimbewohners. Barvermögen wird bis zu 6.900 Euro nicht berücksichtigt. Maximal werden 15,35 Euro täglich Pflegewohngeld gewährt.

Pflegewohngeld wird nur für pflegebedürftige Heimbewohner gezahlt, für die ein Träger der Sozialhilfe in Schleswig-Holstein die Kosten der Sozialhilfe bereits trägt oder im Falle der Sozialhilfebedürftigkeit zu tragen hätte. Letzteres bedeutet, dass Pflegewohngeld auch dann gezahlt wird, wenn an sich ein Anspruch auf Sozialhilfe besteht, Sozialhilfe aber von der hilfebedürftigen Person nicht in Anspruch genommen wird.

Die Förderung muss vom Heimunternehmen beim zuständigen Kreis oder der kreisfreien Stadt beantragt werden. Für die Antragstellung ist die Zustimmung des pflegebedürftigen Heimbewohners erforderlich. In bestimmten Fällen kann der Antrag auf Pflegewohngeld auch vom Heimbewohner selbst gestellt werden.

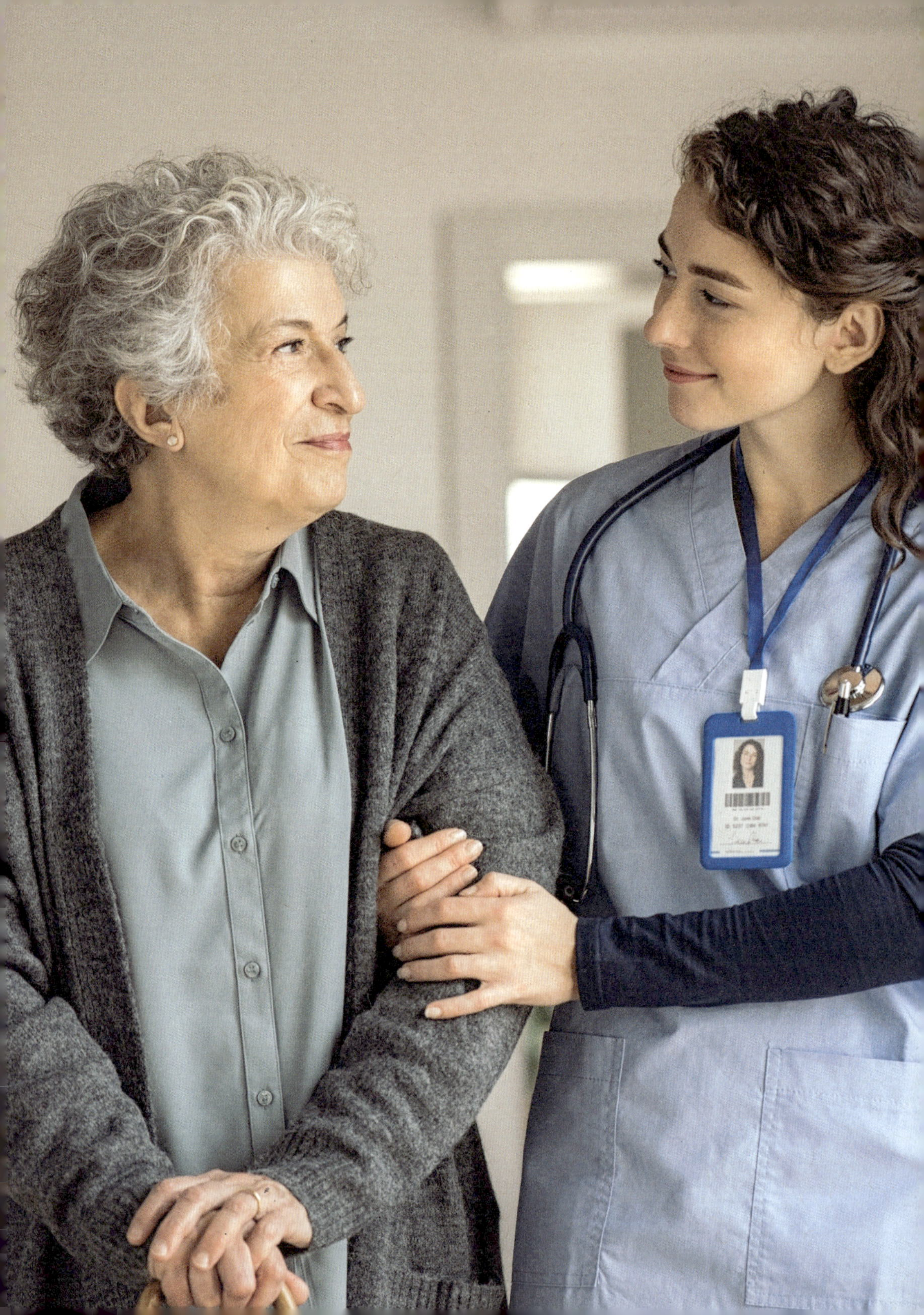

Wohnen und Betreuung im Heim

Aus dem Vertrag, der zwischen einem Heimunternehmen und der Heimbewohnerin oder dem Heimbewohner geschlossen wird, ergeben sich für beide Seiten Rechte und Pflichten, die wir in diesem Kapitel näher beleuchten.

Der Vertrag zwischen dem Heimunternehmen und dem Heimbewohner oder der Heimbewohnerin ist ein gegenseitiger Vertrag, durch den für beide Vertragsparteien Rechte und Pflichten begründet werden. Diese ergeben sich aus dem Vertrag und aus dem Wohn- und Betreuungsvertragsgesetz. Erbringt das Heimunternehmen die von ihm geschuldeten Leistungen nicht oder sind seine Leistungen mangelhaft, kann der Heimbewohner die Minderung des Heimentgelts verlangen. Ändert sich der Pflege- und Betreuungsbedarf der pflegebedürftigen Person, muss das Heim grundsätzlich eine entsprechende Anpassung seiner Leistungen anbieten. Der Heimvertrag endet bei Tod des Heimbewohners oder durch Kündigung des Heimbewohners oder Heimunternehmens.

Welche Pflichten hat das Heimunternehmen gegenüber dem Bewohner?

Die wichtigsten Pflichten des Heimunternehmens lassen sich wie folgt zusammenfassen:

→ Es muss dem Bewohner oder der Bewohnerin den Wohnraum in einem geeigneten Zustand überlassen und während der vereinbarten Vertragsdauer in diesem Zustand erhalten.

→ Es muss die vertraglich vereinbarten Pflege- oder Betreuungsleistungen nach dem allgemein anerkannten Stand fachlicher Erkenntnisse erbringen.

- Es muss die medizinische Versorgung des Bewohners oder der Bewohnerin gewährleisten.
- Es muss den Bewohner oder die Bewohnerin bei Bedarf mit Hilfsmitteln versorgen.
- Es muss seinen Obhuts- und Verkehrssicherungspflichten nachkommen.

> **BEISPIEL**
>
> Ist eine pflegebedürftige Person nach einem Schlaganfall halbseitig gelähmt und kann deshalb Aufgaben des täglichen Lebens wie An- und Ausziehen nicht allein bewältigen, ist das Pflegeheim verpflichtet, im Wohnraum ein Pflegebett zur Verfügung zu stellen. Dieses Bett soll den Bedürfnissen der pflegebedürftigen Person entgegenkommen und zugleich den Pflegekräften die Versorgung und Betreuung erleichtern.

Überlassung des Wohnraums in geeignetem Zustand

Der Unternehmer ist verpflichtet, dem Heimbewohner den Wohnraum in einem zum vertragsgemäßen Gebrauch geeigneten Zustand zu überlassen und während der vereinbarten Vertragsdauer in diesem Zustand zu erhalten. Maßgebend für den zum vertragsgemäßen Gebrauch maßgebenden Zustand ist, auf welche Weise der Heimbewohner oder die Heimbewohnerin den Wohnraum nutzen möchte. Von Bedeutung sind diesem Zusammenhang vor allem die konkrete Pflegesituation und die getroffenen individuellen Vereinbarungen. Die Anforderungen an den Wohnraum sind bei einem stark pflegebedürftigen Menschen anders als bei einer leichteren körperlichen Behinderung.

Das Heimunternehmen muss der pflegebedürftigen Person unter Berücksichtigung der vorgesehenen Nutzung den vertragsgemäßen Gebrauch ermöglichen. Welcher Zustand vom Heimunternehmen geschuldet wird, ergibt sich aus den vorvertraglichen Informationen und aus dem Heimvertrag. Wie bereits erwähnt, müssen die vorvertraglichen Informationen Angaben zur Lage des Gebäudes enthalten, ferner müssen hinsichtlich des Wohnraums Art, Inhalt und Umfang der Nutzung beschrieben werden. Diese Informationen des Heimunternehmens müssen im Heimvertrag als Vertragsgrundlage benannt werden.

Der Unternehmer ist auch verpflichtet, den Wohnraum während der vereinbarten Vertragsdauer in einem gebrauchstauglichen Zustand zu erhalten. Deshalb ist das Heimunternehmen zur Instandhaltung und Instandsetzung verpflichtet. Unter Instandhaltung versteht man Maßnahmen, die zur

> **ACHTUNG**
>
> **Heim darf Pflichten nicht abwälzen**
>
> Die Instandhaltungs- und Instandsetzungspflicht des Heimunternehmens kann nicht durch den Heimvertrag auf den Bewohner oder die Bewohnerin abgewälzt werden. Klauseln im Heimvertrag, die zum Nachteil der Heimbewohner von den gesetzlichen Regelungen des Wohn- und Betreuungsvertragsgesetzes abweichen, sind unwirksam.

Aufrechterhaltung des vertragsgemäßen Zustands erforderlich sind, also die Wartung. Instandsetzung ist die Beseitigung eines vertragswidrigen Zustands, also die Reparatur. Besteht Renovierungsbedarf, hat die Pflegeeinrichtung die notwendigen Schönheitsreparaturen vorzunehmen.

Erbringung der vertraglichen vereinbarten Pflege- und Betreuungsleistungen

Das Heimunternehmen ist gegenüber dem Heimbewohner verpflichtet, die vertraglich vereinbarten Pflege- und Betreuungsleistungen nach dem allgemein anerkannten Stand fachlicher Erkenntnisse zu erbringen. Für den Bereich der Pflege bedeutet dies insbesondere, dass es die allgemein anerkannten pflegewissenschaftlichen Erkenntnisse berücksichtigen muss. Damit soll sichergestellt werden, dass die Pflege und die Betreuung sach- und fachkundig durchgeführt werden. Der Medizinische Dienst überprüft regelmäßig, ob diese Standards von ambulanten Pflegediensten und in Pflegeheimen eingehalten werden.

Die Pflege- und Betreuungsleistungen müssen sich an den individuellen Bedürfnissen des pflegebedürftigen Menschen orientieren und auf Basis pflegewissenschaftlicher Erkenntnisse erfolgen. So muss etwa das Pflegepersonal für die jeweiligen Aufgaben qualifiziert sein und über das notwendige aktuelle Fachwissen verfügen. Zu den festgelegten fachlichen Standards gehören bestimmte Techniken und Handgriffe bei der Pflege, Standards bei der Versorgung bestimmter Probleme oder anerkannte pädagogische Begleitungen.

Gewährleistung der medizinischen Versorgung

Ein wichtiges Kriterium für die Entscheidung für ein Pflegeheim ist die Frage, ob die haus-, fach- und zahnärztliche Versorgung der Bewohner sichergestellt ist. Stationäre Pflegeeinrichtungen sind verpflichtet, bei entsprechendem Versorgungsbedarf Kooperationsverträge mit Haus-, Fach- und Zahnärzten abzuschließen. Sie sind zudem verpflichtet, den Pflegekassen mitzuteilen, wie sie diese ärztliche Versorgung sowie die Arzneimittel-

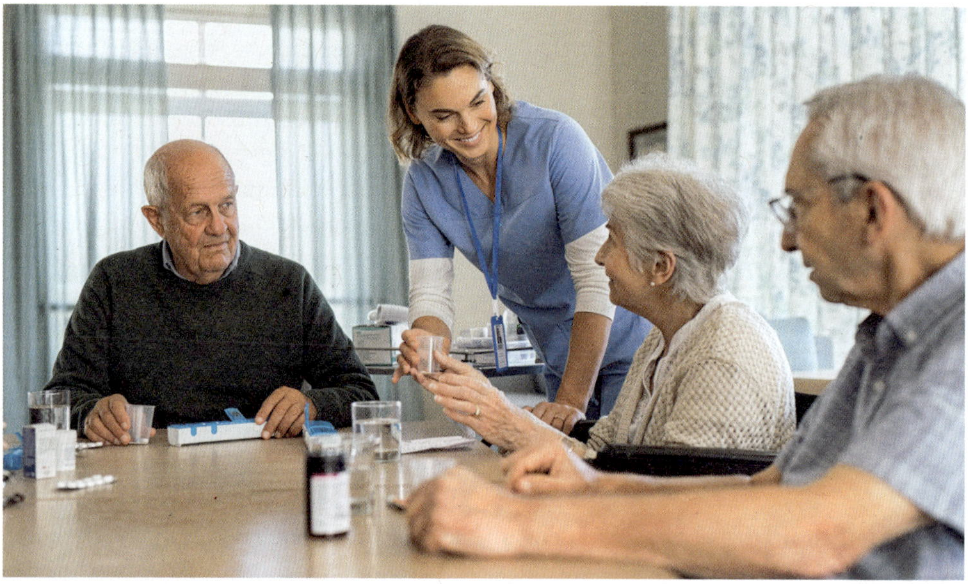

versorgung organisiert haben. Dazu gehören beispielsweise Informationen zur Häufigkeit der haus-, fach- und zahnärztlichen Visiten sowie zur ärztlichen Rufbereitschaft und zur Versorgung, insbesondere nach 22 Uhr und an Wochenenden. Auch auf die Zusammenarbeit mit einem Hospiz- und Palliativdienst sollen Pflegeheime hinweisen.

Wenn eine ausreichende ärztliche Versorgung im Heim nicht von den niedergelassenen Ärzten in der Umgebung sichergestellt werden kann und das Pflegeheim bei der Kassenärztlichen Vereinigung zuvor erfolglos einen Antrag auf Vermittlung eines Kooperationsvertrags mit niedergelassenen Ärzten gestellt hat, kann das Pflegeheim einen Arzt anstellen. Diese Aufwendungen dürfen nicht in die Pflegesätze einfließen.

Versorgung mit Hilfsmitteln im Pflegeheim

Das Pflegeheim muss dem Bewohner oder der Bewohnerin Hilfsmittel bereitstellen oder vorhalten, die für eine sachgerechte Pflege und Betreuung erforderlich sind und von den Pflegekassen und dem Träger der Sozialhilfe anerkannt werden.
Die Kosten für diese Hilfsmittel sind im Pflegesatz oder in den Investitionskosten des Pflegeheims enthalten und dürfen dem Be-

BEISPIEL

Ein Pflegeheim muss zum Beispiel diese Pflegehilfsmittel bereitstellen:
- Hilfen beim Baden wie Haltegriffe im Bad oder Wannenlifter,
- Mobilitätshilfen wie Zimmerrollstuhl, Gehstöcke oder Rollator,
- Hilfen beim Toilettengang wie ein Toilettenstuhl oder
- Hilfen bei der Nahrungsaufnahme wie Schnabeltassen.

wohner oder der Bewohnerin vom Heimunternehmen nicht gesondert in Rechnung gestellt werden.

Hilfsmittel, die aufgrund einer individuellen Erkrankung oder Behinderung notwendig werden, fallen nicht in den Zuständigkeitsbereich des Pflegeheims. Sie werden von der Krankenkasse bereitgestellt. Dazu gehören beispielsweise Hilfsmittel, die
- einer medizinischen Behandlung dienen und im Einzelfall notwendig sind (zum Beispiel Windelhosen bei Inkontinenz oder Matratzenauflagen zur Behandlung eines bereits vorhandenen Druckgeschwürs),
- dazu dienen, eine unmittelbar drohende Krankheit oder Behinderung zu verhindern (zum Beispiel Spezialmatratze) oder
- individuell angepasst werden und nur für bestimmte Personen verwendet werden (zum Beispiel Hörgeräte, Prothesen).

Obhuts- und Verkehrssicherungspflichten

Aufgrund des Heimvertrags hat das Heimunternehmen Obhutspflichten, die dem Schutz der körperlichen Unversehrtheit der ihm anvertrauten Heimbewohner dienen. Außerdem hat das Heim gegenüber seinen Bewohnern eine Verkehrssicherungspflicht; das bedeutet, dass die Räumlichkeiten und das Gelände so gestaltet und überwacht werden, dass keine unnötigen Gefahren für die Bewohner bestehen. So muss beispielsweise die Pflegeeinrichtung darauf achten, dass Bodenbeläge rutschfest, Treppen gut beleuchtet und Handläufe vorhanden sind.

Die Obhuts- und Verkehrssicherungspflicht ist allerdings auf die bei Heimen üblichen Maßnahmen begrenzt, die mit einem vernünftigen finanziellen und personellen Aufwand realisierbar sind. Entscheidend ist, welche Schutzmaßnahmen geeignet und erforderlich sowie für das Pflegepersonal als auch für die betroffenen Heimbewohner zumutbar sind.

Weitere Pflichten des Heimunternehmens

Die Pflegeeinrichtung ist auch verpflichtet,

- → die Entgeltbestandteile nach einheitlichen Grundsätzen zu bemessen,
- → die Heimbewohner über die Kostenanteile zu informieren und
- → bei Abwesenheit des Heimbewohners oder der Heimbewohnerin ab dem vierten vollen Tag Abschläge vom Heimentgelt vorzunehmen.

Welche Pflichten haben Heimbewohner?

Die wichtigste Pflicht des Heimbewohners oder der Heimbewohnerin ist die Zahlung des vereinbarten Entgelts. Daneben kann er oder sie zu einer Sicherheitsleistung verpflichtet sein.

Zahlung des Heimentgelts

Der Heimbewohner oder die Heimbewohnerin ist verpflichtet, dem Heimunternehmen das vereinbarte sogenannte Gesamtentgelt zu zahlen. Darunter sind die zusammengefassten Zahlungsansprüche der Pflegeeinrichtung (Pflegesatz, Entgelt für Unterkunft und Verpflegung, berechenbare Investitionskosten und Ausbildungsumlage) zu verstehen. Das Gesamtentgelt wird für den Tag der Aufnahme des oder der Pflegebedürftigen ins Pflegeheim sowie für jeden weiteren Tag des Heimaufenthalts berechnet.

Die Verpflichtung zur Zahlung des Heimentgelts besteht aber nur, soweit das Entgelt im Verhältnis zu den Leistungen angemessen ist. Das Entgelt darf also in keinem Missverhältnis zu den Leistungen des Heimunternehmens stehen. Bei Heimbewohnern, die Pflegeleistungen der sozialen Pflegeversicherung erhalten, gelten die Ergebnisse der Pflegesatzverhandlungen zwischen den Einrichtungen und den Kostenträgern als angemessen. Diese Entgelte können also mit den Bewohnern der Pflegeeinrichtung ohne Weiteres abgerechnet werden. Entsprechendes gilt für Heimbewohner, die Leistungen der Sozialhilfe beziehen.

In allen Fällen, in denen Leistungen unmittelbar zulasten eines Sozialleistungsträgers (zum Beispiel einer Pflegekasse) erbracht werden, richtet sich der Anspruch des Heimunternehmens auf Zahlung des Entgelts nicht gegen den Heimbewohner oder die Heimbewohnerin, sondern gegen den Sozialleistungsträger. Die Pflegekasse zahlt dann die dem Pflegebedürftigen zustehenden pauschalen Leistungsbeträge für pflegebedingte Aufwendungen einschließlich der Aufwendungen für Betreuung und die Aufwendungen für Leistungen der medizinischen Behandlungspflege zuzüglich des Leistungszuschlags unmittelbar an das Pflegeheim.

ACHTUNG

Antrag auf Sozialhilfeleistungen möglichst früh stellen

Der Heimbewohner schuldet dem Heimunternehmen seinen individuellen Eigenanteil. Dieser besteht aus

- dem nicht von der Pflegekasse übernommenen Anteil des Entgelts für Pflege- und Betreuungsleistungen,
- den Kosten für Unterkunft und Verpflegung,
- den Investitionskosten,
- der Ausbildungsumlage und
- eventuellen Zusatzkosten.

Will der Heimbewohner Sozialhilfeleistungen in Anspruch nehmen, ist er so lange alleiniger Schuldner der mit dem Pflegeheim vereinbarten Kosten, bis das Sozialamt eine Kostenübernahmeerklärung abgibt. Es wird deshalb empfohlen, den Anspruch auf Sozialhilfe möglichst schon vor Abschluss des Heimvertrags abzuklären, zumindest aber sollte ein entsprechender Antrag beim Sozialamt gestellt werden. Gerät ein Heimbewohner in Zahlungsverzug, weil das Sozialamt nicht oder noch nicht zahlt, riskiert er, dass das Pflegeheim den Heimvertrag kündigt.

Maßgebend für die Höhe des zu zahlenden Leistungsbetrags ist der Leistungsbescheid der Pflegekasse. Das Heimunternehmen muss den Heimbewohner oder die Heimbewohnerin unverzüglich über diesen Leistungsbescheid informieren und mitteilen, wie hoch ihr oder sein verbleibender Kostenanteil ist. Dadurch erfährt der Heimbewohner oder die Heimbewohnerin, wie der Ausgleich des insgesamt zu zahlenden Entgelts erfolgt.

Bestehen Anhaltspunkte dafür, dass sich der Zustand des pflegebedürftigen Heimbewohners so verschlechtert, dass er einem höheren Pflegegrad zuzuordnen ist, so ist der Heimbewohner auf schriftliche Aufforderung des Heimträgers verpflichtet, diese Höherstufung bei seiner Pflegekasse zu beantragen. Diese Aufforderung muss eine Begründung enthalten und muss vom Heimbewohner an die Pflegekasse – sowie bei Sozialhilfeempfängern an den zuständigen Träger der Sozialhilfe – weitergegeben werden. Weigert sich der Heimbewohner, den Antrag zu stellen, kann der Heimträger ihm oder seinem Kostenträger (Pflegekasse, Sozialamt) ab dem ersten Tag des zweiten Monats nach der Aufforderung vorläufig den Pflegesatz nach dem nächsthöheren Pflegegrad berechnen.

→ **TIPP**

Die Aufforderung des Heimunternehmens, einen Antrag bei der Pflegekasse auf einen höheren Pflegegrad zu stellen, sollten Sie unbedingt befolgen. Andernfalls droht Ihnen die Berechnung des nächsthöheren Pflegegrads auf Ihre Kosten, weil die Pflegekasse weiterhin nur den niedrigeren Pflegegrad bezuschusst.

Die Zahlungspflicht des Heimbewohners oder des Kostenträgers (Pflegekasse, Sozialamt) endet mit dem Tag, an dem der Heimbewohner aus dem Heim entlassen wird oder verstirbt.

ACHTUNG

Nicht jedes Heim darf Sicherheitsleistungen verlangen

Von Bewohnern, die Leistungen der Pflegekasse oder eines Sozialhilfeträgers erhalten, darf das Heimunternehmen keine Sicherheitsleistung verlangen. Wird diese dennoch im Heimvertrag vereinbart, ist dies unwirksam. Daraus folgt, dass nur noch Pflegeheime Sicherheitsleistungen verlangen dürfen, die keinen Vertrag mit Pflegekassen haben oder die ausschließlich Menschen betreuen, die privat pflegeversichert sind.

Sicherheitsleistung

Das Heimunternehmen kann von der Bewohnerin oder dem Bewohner für die Erfüllung ihrer oder seiner Pflichten aus dem Heimvertrag Sicherheiten verlangen. Das entspricht in etwa der Kaution, die bei einem Mietverhältnis hinterlegt werden muss. Die Sicherheitsleistung soll die Einrichtung gegen mögliche Schäden absichern. Einen solche Sicherheitsleistung muss im Vertrag vereinbart werden. Die Höhe der Sicherheitsleistungen ist auf das Doppelte des auf einen Monat entfallenden Entgelts beschränkt. Der Heimbewohner kann verlangen, dass er die Sicherheiten auch in anderer Form als in Geldleistung erbringen darf, zum Beispiel durch Übernahme einer Bürgschaft durch einen Angehörigen.

Welche Rechte hat der Heimbewohner, wenn das Heimunternehmen die Leistungen nicht oder schlecht erfüllt?

Das Heimunternehmen verletzt seine Pflichten, wenn es die ihm obliegenden Leistungen nicht so erbringt, wie es vertraglich vereinbart wurde. Das ist der Fall, wenn die Leistungen nicht oder nur unvollständig erbracht werden, oder erbrachte Leistungen

Mängel aufweisen, die nicht nur unerheblich sind. In diesen Fällen kann der Heimbewohner oder die Heimbewohnerin bis zu sechs Monate rückwirkend eine angemessene Kürzung des Entgelts verlangen. Darüber hinaus kann er oder sie unter Umständen auch Schadens- und Schmerzensgeldansprüche geltend machen.

- → **Nichtleistung** bedeutet, dass das Heimunternehmen die von ihm geschuldete Leistung nicht oder nur teilweise erbringt. Das ist beispielsweise der Fall, wenn zum Vertragsbeginn die Wohnung für den Heimbewohner nicht zur Verfügung steht, die Wohnung keinen Balkon hat, obwohl dies vereinbart wurde, oder die zugesagte regelmäßige Gymnastik zur Sturzprophylaxe nicht stattfindet.
- → Eine **Schlechtleistung** liegt vor, wenn die von der Pflegeeinrichtung vertraglich geschuldete Leistung nicht in der erforderlichen Qualität erbracht wurde. Allerdings muss die Schlechtleistung erheblich sein. Leistungsmängel sind sowohl bei der Wohnung als auch bei Pflege- und Betreuungsleistungen möglich.

→ TIPP

Wer Ansprüche wegen mangelhafter Leistungen gegen die Pflegeeinrichtung geltend machen will, muss den Mangel beweisen. Wenn Sie der Auffassung sind, dass das Heim seine Leistung schlecht oder sogar gar nicht erfüllt, sollten Sie die Mängel unbedingt dokumentieren. Hier helfen Fotos, Zeugen oder eigene Protokolle und Aufzeichnungen. Auch Videoaufnahmen können eine gute Möglichkeit sein, um Mangelzustände zu dokumentieren. Bei mangelhaften Pflege- und Betreuungsleistungen sollten Sie unbedingt Einsicht in die Pflegedokumentation nehmen. Darin sind alle relevanten Aspekte der Pflege, Betreuung und Versorgung von pflegebedürftigen Personen schriftlich festgehalten. Das Heim ist verpflichtet, eine entsprechende Dokumentation zu führen.

Wohnraummangel

Ein Wohnraummangel liegt vor, wenn die Räumlichkeiten nicht die Beschaffenheit aufweisen, die sie für den Gebrauch als Wohn- oder Gemeinschaftsraum haben müssten. In diesem Fall müssen Sie den Mangel dem Heimunternehmen unverzüglich anzeigen und es auffordern, den Mangel abzustellen. Unverzüglich heißt, dass die Anzeige sofort nach Kenntnis des Mangels erfolgen muss, sobald dies möglich ist.

Die Anzeige eines Mangels bedarf keiner besonderen Form. Sie ist auch mündlich möglich. Aus Beweisgründen wird jedoch

BEISPIEL

Ein Wohnraummangel liegt beispielsweise vor, wenn die Bewohnerzimmer und Gemeinschaftsräume nicht ausreichend gereinigt und gepflegt werden, die Gemeinschaftsräume nicht oder nur eingeschränkt genutzt werden dürfen, wenn die Raumtemperatur in der Wohnung nicht angemessen ist, ein Fenster nicht geschlossen werden kann oder der Schließmechanismus der Wohnungstür defekt ist.

empfohlen, Mängel schriftlich anzuzeigen. Auf jeden Fall müssen Sie den Mangel so genau bezeichnen, dass die Pflegeeinrichtung in der Lage ist, sofort die für die Beseitigung des Mangels notwendigen Entscheidungen zu treffen. Richten Sie die Mängelanzeige an das Heimunternehmen oder dessen Vertreter, also zum Beispiel den Hausmeister oder die Verwaltung.

Die Anzeige des Mangels ist Voraussetzung dafür, dass Sie als Heimbewohner oder Heimbewohnerin das vereinbarte Heimentgelt kürzen dürfen. Haben Sie die erforderliche Anzeige unterlassen und konnte das Heimunternehmen deswegen nicht Abhilfe schaffen, steht Ihnen das gesetzliche Kürzungsrecht nicht zu. Das Minderungsrecht ist allerdings nur dann ausgeschlossen, wenn Sie die Anzeige schuldhaft, also vorsätzlich oder fahrlässig, unterlassen haben.

ACHTUNG

Pflichten des Heimbewohners oder der Heimbewohnerin

Sobald Ihnen der Wohnraum übergeben wurde, sind Sie verpflichtet, damit sorgfältig und pfleglich umzugehen. Als Teil Ihrer Obhutspflicht sind Sie verpflichtet, dem Heimunternehmen unverzüglich anzuzeigen, wenn sich ein Mangel zeigt oder wenn eine Maßnahme zum Schutz des Wohnraums erforderlich ist. Sie müssen also das Heimunternehmen beispielsweise unverzüglich informieren, wenn sich ein Fenster wegen eines defekten Schließmechanismus nicht öffnen lässt oder über einen längeren Zeitraum die Raumtemperatur nicht angemessen ist. Andernfalls sind Sie nicht berechtigt, das Entgelt zu kürzen. Zudem können Sie sich schadenspflichtig machen.
Ausnahmsweise entfällt Ihre Anzeigepflicht, wenn der Mangel bekannt oder offenkundig ist. In diesem Fall müssen Sie allerdings nachweisen, dass dem Heimunternehmen der Mangel bereits bekannt war; deshalb ist es in jedem Fall ratsam, einen Mangel anzuzeigen.

Das gilt auch, wenn die Mängelanzeige schuldhaft von einem Betreuer oder einer Bevollmächtigten des Heimbewohners oder der Heimbewohnerin unterlassen wurde. Sollten Sie jedoch zum Beispiel krankheitsbedingt nicht in der Lage gewesen sein, den Mangel anzuzeigen, ist dies kein schuldhaftes Verhalten.

Mängel bei Pflege- und Betreuungsleistungen

Der Heimbewohner oder die Heimbewohnerin kann das Heimentgelt auch dann kürzen, wenn das Heimunternehmen die vereinbarten Pflege- und Betreuungsleistungen nicht, nicht vollständig oder fehlerhaft erbracht hat.

> **BEISPIEL**
>
> Pflege- und Betreuungsleistungen sind beispielsweise mangelhaft, wenn die Körperpflege nicht regelmäßig, nicht oft genug oder nicht gründlich durchgeführt wird, die oder der Pflegebedürftige beim Trinken und der Nahrungsaufnahme nicht ausreichend unterstützt wird, die ärztliche oder therapeutische Betreuung unzureichend ist, Wunden falsch behandelt oder die falschen Medikamente gegeben wurden, das Essen unzureichend oder von schlechter Qualität ist.

Im Gegensatz zu Wohnraummängeln kann bei unterlassenen oder fehlerhaften Pflege- und Betreuungsleistungen das Heimentgelt auch dann gekürzt werden, wenn der Heimbewohner oder die Heimbewohnerin den Mangel nicht angezeigt hat. Gleichwohl sollten auch Pflege- und Betreuungsmängel unverzüglich angezeigt werden, um gesundheitliche Nachteile für den pflegebedürftigen Menschen zu vermeiden.

Kürzung des Heimentgelts

Wenn die vereinbarten Leistungen Mängel aufweisen, kann der Heimbewohner oder die Heimbewohnerin bis zu sechs Monate rückwirkend eine angemessene Kürzung des vereinbarten Entgelts verlangen. Ihm oder ihr steht nur dann das Kürzungsrecht zu, wenn es sich um einen erheblichen Mangel handelt. Dieser muss also in der Gesamtbetrachtung der Leistungen ins Gewicht fallen. Das kann zum Beispiel der Fall sein, wenn die pflegebedürftige Person bei bestehender Inkontinenz ständig eingenässt ist. Unter Umständen kann auch eine Vielzahl kleinerer (unerheblicher) Mängel die Erheblichkeitsschwelle überschreiten und eine Minderung des Entgelts rechtfertigen. Keine Bedeutung für das Kürzungsrecht des Heimbewohners hat ein etwaiges Verschulden des Heimunternehmens oder von dessen Mitarbeitern. Dies bedeutet, dass auch nicht schuldhafte Mängel eine Kürzung rechtfertigen, zum Beispiel wenn nach einem Sturm das Dach undicht wurde und Feuchtigkeit ins Zimmer eindringt.

Sie dürfen das Heimentgelt nur dann kürzen, wenn Sie in der Mängelanzeige ausdrücklich verlangt haben, dass der Mangel behoben wird. Es reicht also nicht aus, sich allgemein zu beschweren, ohne dass Sie sich auf den konkreten Mangel beziehen (Oberlandesgericht Düsseldorf, Aktenzeichen I-24 U 130/10).

Der Anspruch auf Minderung des Heimentgelts entsteht erst ab dem Verlangen für die nachfolgende Zeit, solange der Mangel weiterbesteht. Allerdings kann das Entgelt bis zu sechs Monate rückwirkend gekürzt werden. Sie können das Heimunternehmen schriftlich, in Textform (zum Beispiel per E-Mail) oder mündlich darüber informieren, dass Sie beabsichtigen, das Entgelt zu kürzen.

→ **TIPP**

Wenn Sie dem Heim eine mangelhafte Leistung unverzüglich anzeigen, müssen Sie keine Frist zur Beseitigung setzen, bevor das Heimentgelt gekürzt werden darf. Die Kürzung kann also ab dem Tag, an dem die Anzeige erfolgt ist, geltend gemacht werden. Rückwirkend ist die Kürzung ab Beseitigung des Mangels bis zum Tag der Information möglich.

! ACHTUNG

Nur am Eigenanteil darf gekürzt werden

Erhält der Heimbewohner oder die Heimbewohnerin Leistungen der Pflegeversicherung oder der Sozialhilfe, kann er oder sie eine Kürzung des Heimentgelts nur im Rahmen seines oder ihres Eigenanteils vornehmen (→ Seite 86). Erfüllt das Heimunternehmen seine Leistungen nicht, nicht vollständig oder mangelhaft, ist es sinnvoll, mit der Pflegekasse und dem Sozialhilfeträger Kontakt aufzunehmen, weil die Sozialleistungsträger ihre Kostenanteile auch kürzen können.

Für die Höhe des Kürzungsbetrags ist die konkrete Einschränkung maßgeblich. Dies gilt sowohl für die Einschränkung bei der Nutzung des Wohnraums als auch in der Lebensführung aufgrund von Pflege- und Betreuungsmängeln. Anders als bei Mietminderungen gibt es allerdings keine Vergleichstabellen, aus denen man die Höhe der anteiligen Minderung ableiten kann. Bei der Umsetzung eines Heimvertrags fließen zudem die vereinbarten Leistungen für den Wohnraum, die Pflege und die Betreuung häufig ineinander und sind nicht genau abzugrenzen. Der Heimbewohner oder die Heimbewohnerin zahlt aber ein Entgelt für eine Gesamtleistung, sodass die Einschätzung des möglichen Kürzungsbetrags zusätzlich erschwert wird. Es ist deshalb sinnvoll, vor der Durchsetzung einer Minderung eine fachkundige Beratung in Anspruch zu nehmen.

Schadensersatz und Schmerzensgeld

Unter Umständen ist das Heimunternehmen dem Heimbewohner oder der Heimbewohnerin schadensersatzpflichtig, wenn ihm oder ihr durch die Verletzung einer Leistungspflicht ein materieller Schaden entsteht. Das ist beispielsweise der Fall, wenn es zu den vertraglichen Pflichten des Heims gehört, die Wäsche des Bewohners oder der Bewohnerin zu waschen, und Kleidungsstücke verloren gehen. Voraussetzung für Schadensersatzansprüche des Heimbewohners ist immer, dass das Heim seine Leistungspflichten schuldhaft, also vorsätzlich oder fahrlässig, verletzt hat. Auch Schmerzensgeldansprüche können bei Verletzung von Leistungspflichten in Betracht kommen, wenn der pflegebedürftigen Person immaterielle Schäden entstehen. Das kann zum Beispiel der Fall sein, wenn bei ihr aufgrund von falschen pflegerischen Maßnahmen ein Druckgeschwür entstanden ist.

Das Heimunternehmen ist nicht nur zur Überlassung von Wohnraum und zur Erbringung von Pflege- und Betreuungsleistungen verpflichtet, es hat darüber hinaus eine Schutz- und Obhutspflicht gegenüber den Heimbewohnern. Das bedeutet, dass es deren körperlicher Unversehrtheit schützen muss. Ebenso besteht eine allgemeine Verkehrssicherungspflicht zum Schutz eines Heimbewohners vor Schädigungen, die diesem wegen Krankheit oder einer sonstigen körperlichen oder geistigen Einschränkung durch ihn selbst oder durch die Einrichtung und die bauliche Gestaltung des Wohnheims drohen. Verletzt ein Heimunternehmen diese Obhutspflicht schuldhaft, stehen dem Heimbewohner Schadensersatzansprüche zu. Wann eine solche Pflichtverletzung vorliegt und wann nicht, ist auf Anhieb schwer zu erkennen. Denn immerhin will man die Menschen nicht einsperren. Auch freiheitsentziehende Maßnahmen wie Festbinden sind mit Vorsicht anzuwenden. Eine ständige Beobachtung kann ebenfalls nicht gewährleistet oder gewünscht sein.

Hat das Heimunternehmen eine Pflicht gegenüber dem Bewohner oder der Bewohnerin schuldhaft verletzt und kommt es so zu einem Unfall im Pflegeheim, haftet es grundsätzlich für den entstandenen Schaden, also zum Beispiel für die Heilbehandlungskosten. Grundlage für die Haftung ist der zwischen der Pflegeeinrichtung und dem Bewohner oder der Bewohnerin geschlossene Heimvertrag. Die vertragliche Haftung

BEISPIEL

Beispiele aus der Rechtsprechung

Der Träger eines Altenpflegeheims haftet wegen Verletzung des Heimvertrags für die Verletzungen, die sich die bettlägerige in Pflegestufe 3 (heute Pflegegrad 4) eingestufte Patientin bei einem Sturz aus dem Bett während der Morgenpflege zuzog. Da bei der Patientin nicht nur nachts, sondern auch tagsüber ständig Bettgitter angebracht werden mussten, hätte die Pflegekraft damit rechnen müssen, dass sich die Patientin während der Morgenpflege in ihrem Bett bewegen und dadurch aus dem Bett rutschen würde. Sie hätte nicht darauf vertrauen dürfen, dass die Patientin in der Zeit, in der sie nicht beobachtet wurde, ruhig in der Mitte ihres Bettes liegen bleiben würde (Landgericht Mönchengladbach, Aktenzeichen 1 O 125/99).

Besteht bei dem Bewohner einer Pflegeeinrichtung eine Sturzneigung, die dem Betreiber des Pflegeheims bekannt ist, so hat dieser besondere Vorsorgemaßnahmen dagegen zu treffen, dass der Patient nachts das Bett unbeaufsichtigt verlässt. Zwei bis vier nächtliche Kontrollgänge reichen nicht aus, um jede vermeidbare Gefährdung auszuschließen (Landgericht Mönchengladbach, Aktenzeichen 2 S 81/03).

Stürzt eine demenzkranke, schwer pflegebedürftige und bettlägerige Altenheimbewohnerin bei dem Versuch, das Bett selbstständig zu verlassen, und erleidet sie dabei einen Oberschenkelhalsbruch, haftet der Heimträger der gesetzlichen Krankenversicherung aus übergeleitetem Recht auf Ersatz der Heilbehandlungskosten. Dem Heimträger ist es vorzuwerfen, keine modernen Hilfsmittel eingesetzt zu haben, die Heimbewohner vor Sturzverletzungen schützen (Hüftschutzhosen) und/oder dem Pflegepersonal ein eigenmächtiges Verlassen des Bettes signalisieren (Lichtschrankensystem oder Sensormatratzen). (Landgericht Berlin, Aktenzeichen 31 O 17/03).

Die ärztlich angeordnete Medikation eines Abführmittels darf bei einer Durchfallerkrankung nicht fortgesetzt werden. Das Pflegeheim wurde wegen pflichtwidriger Versäumnisse bei der Pflege zur Zahlung von Schmerzensgeld und zur Übernahme der Kosten des Umzugs des Betroffenen verpflichtet (Oberlandesgericht Hamm, Aktenzeichen I-26 U 90/09).

Eine unzureichende Treppenbeleuchtung im Pflegeheim führt allein noch nicht zur Haftung des Pflegeheims bei einem Unfall, entschied das Amtsgericht München (Aktenzeichen 121 C 31386/09). Reicht dem Bewohner die Treppenbeleuchtung nicht aus, sollte er die Treppe nicht nutzen, so das Gericht.
Wird vom Pflegepersonal heißer Tee in Thermoskannen unbeaufsichtigt in einem Raum mit pflegebedürftigen und auch demenzkranken Heimbewohnern zurückgelassen, so haftet der Heimbetreiber, wenn sich eine im Rollstuhl sitzende Heimbewohnerin mit heißem Tee verbrüht (Schleswig-Holsteinisches Oberlandesgericht, Aktenzeichen 4 U 85/12).
Das Pflegeheim haftet nicht für die Folgen eines Sturzes einer Heimbewohnerin, wenn es möglich sein könnte, dass der Sturz die Folge eines Spontananbruchs des Oberschenkelhalsknochens war und nicht eine Fahrlässigkeit des Pflegepersonals, so das Oberlandesgericht Hamm (Aktenzeichen 17 U 35/13).
Wird eine Heimbewohnerin im Fahrstuhl trotz Lichtschranke und Bewegungssensoren eingeklemmt, haftet das Pflegeheim für diesen Unfall nicht, wenn der Fahrstuhl regelmäßig gewartet und ansonsten unfallfrei betrieben wurde, so das Oberlandesgericht Düsseldorf (Aktenzeichen I-24 U 144/15).

des Heims hat für den Geschädigten den Vorteil, dass kraft Gesetzes die Vermutung besteht, dass das Unternehmen die Pflichtverletzung verschuldet hat. Das bedeutet, dass nicht der oder die Geschädigte vor Gericht beweisen muss, dass das Heim schuldhaft gehandelt hat, sondern das Unternehmen nachweisen muss, dass es kein Verschulden trifft.

Etwas anderes gilt, wenn die Haftung des Heimunternehmens nicht auf einer vertraglichen Pflichtverletzung beruht, sondern dieses wegen einer unerlaubten Handlung haftet. Dann muss der oder die Geschädigte nachweisen, dass das Heim schuldhaft gehandelt hat. Nur ausnahmsweise gelten in diesen Fällen für den Geschädigten oder die Geschädigte die Beweiserleichterungen wie bei der vertraglichen Haftung. Das trifft zu, wenn die Schadensursache innerhalb des voll beherrschbaren Gefahren- und Verantwortungsbereichs des Heimunternehmens liegt und seine Obhutspflichten auch gerade dazu dienen, den Heimbewohner oder die Heimbewohnerin vor einem solchen Schaden zu bewahren. Das ist beispielsweise der Fall, wenn die pflegebedürftige Person beim Toilettengang oder auf dem Weg in den Essenssaal stürzt, während sie sich in Begleitung und Betreuung einer Pflegekraft befindet. In diesen Fällen muss die Pflegeeinrichtung, auch wenn sie wegen unerlaubter Handlung in Haftung genommen wird, nachweisen, dass die Pflichtverletzung nicht schuldhaft begangen wurde.

→ **TIPP**

Wer wegen Pflegemängeln das Heimentgelt kürzen oder Schadens- oder Schmerzensgeldansprüche gegen das Heimunternehmen geltend machen will, sollte sich vorher fachkundig beraten lassen. Hilfe und Unterstützung kann von der Heimaufsicht, dem Pflegestützpunkt, der Pflegekasse oder dem BIVA-Pflegeschutzbund eingeholt werden. Zudem kann es sinnvoll sein, die außergerichtliche Streitbeilegungsstelle für Verbraucher und Unternehmer e.V. einzuschalten (streitbeilegungsstelle.org). Mit Beschwerden kann sich der Heimbewohner oder die Heimbewohnerin auch an den Heimbeirat wenden, der die Anliegen der Bewohner gegenüber dem Heim vertritt.

Welche Folgen hat es, wenn sich der Pflege- und Betreuungsbedarf des Bewohners ändert?

Im Laufe des Heimaufenthalts kann sich der Pflege- und Betreuungsbedarf des Heimbewohners oder der Heimbewohnerin ändern. Häufig wird der pflegebedürftige Mensch im Laufe der Zeit mehr Hilfestellung und Pflege benötigen. Andererseits kann auch der umgekehrte Fall eintreten, dass beispielsweise aufgrund neuer Therapien oder verstärkter Mobilisierung weniger Betreuung oder Pflege benötigt wird. Grundsätzlich muss das Heimunternehmen die Pflege und Betreuung erbringen, die der pflegebedürftige Mensch im Heim benötigt. Sollte dieser im Laufe der Zeit mehr oder auch weniger Betreuung benötigen, muss die Pflegeeinrichtung dem Bewohner oder der Bewohnerin anbieten, ihre Leistungen anzupassen. Ausnahme: Der Unternehmer hat eine Leistungsanpassung bereits bei Vertragsschluss ausgeschlossen.

Die Pflegeeinrichtung muss der pflegebedürftigen Person im Fall einer Änderung von deren Pflege- oder Betreuungsbedarf eine entsprechende Anpassung der Leistungen anbieten. Dies gilt sowohl bei einer Erhöhung als auch bei einer Verringerung des Pflege- oder Betreuungsbedarfs. Ob mit der Änderung des Pflege- und Betreuungsbedarfs

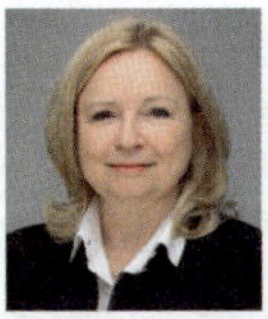

Felizitas Bellendorf ist Referentin für den Pflegemarkt bei der Verbraucherzentrale NRW

„Die Gründe für den Einzug in ein Pflegeheim sind vielfältig. Meist hat sich die gesundheitliche, kognitive oder psychische Situation so verschlechtert oder die Angehörigen sind durch die Pflege so sehr belastet, dass die Pflege zu Hause nicht mehr gesichert ist.
Da Menschen, die heute in ein Pflegeheim ziehen, häufig unter verschiedenen chronischen Beeinträchtigungen leiden, kann sich der gesundheitliche Zustand im Pflegeheim jederzeit weiter verschlechtern. Die Pflegekräfte werden dann einen höheren Pflegegrad beantragen. Das führt aber nicht zu einer Erhöhung des pflegebedingten Eigenanteils.“

ACHTUNG

Keine Vertragsanpassung aus Komfortgründen

Die Änderung des Bedarfs an Unterkunft verpflichtet das Heimunternehmen nur dann zur Vertragsanpassung, wenn diese Änderung auf einen veränderten Pflege- und Betreuungsbedarf des Heimbewohners zurückzuführen ist. Braucht beispielsweise eine Heimbewohnerin ein größeres Zimmer, weil sie einen Rollstuhl benötigt, führt dies bei höheren Kosten zu einer Vertragsanpassungspflicht. Will dagegen die pflegebedürftige Person nur aus Komfortgründen ein größeres Zimmer, ist das Pflegeheim nicht zur Vertragsanpassung verpflichtet.

gleichzeitig auch eine Änderung des Pflegegrads der Person verbunden ist, hat in diesem Zusammenhang keine Bedeutung. Das Angebot des Heims muss sich grundsätzlich auf die vollständige Anpassung an den geänderten Pflege- oder Betreuungsbedarf beziehen. So erhalten die Heimbewohner genau die Leistungen, die sie tatsächlich benötigen. Das Angebot des Unternehmens kann der Bewohner oder die Bewohnerin ganz oder teilweise annehmen oder insgesamt ablehnen.

Leistungsangebot des Heimunternehmens

Die Anpassung des Heimvertrags an den veränderten Pflege- und Betreuungsbedarf des Heimbewohners oder der Heimbewohnerin erfolgt nicht von Gesetzes wegen, sondern muss zwischen dem Heimunternehmen und dem Bewohner oder der Bewohnerin vereinbart werden. Bei seinem Angebot, die Leistungen dem Pflege- und Betreuungsbedarf des Heimbewohners anzupassen, muss das

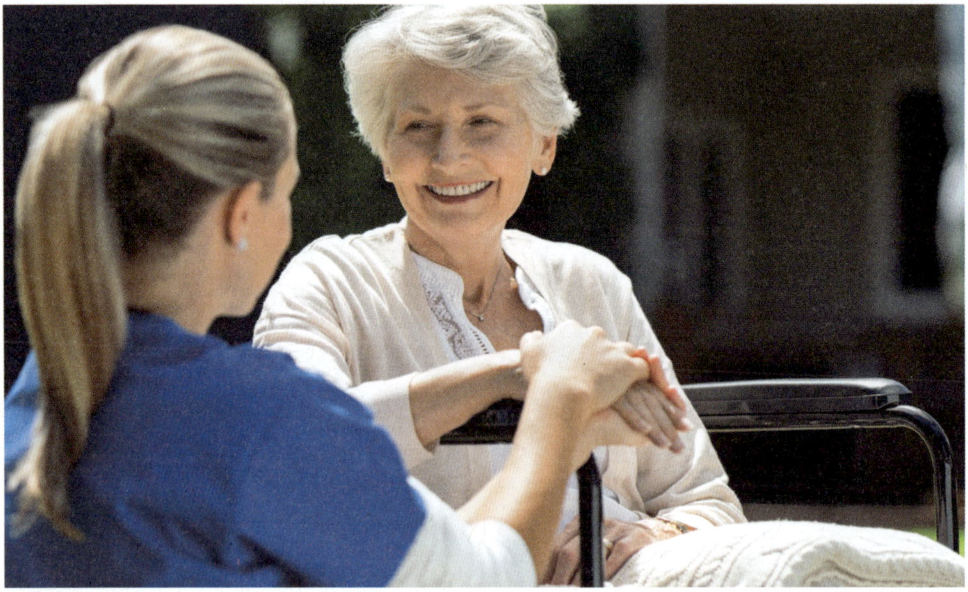

Heimunternehmen bestimmte Formalien einhalten. Das Angebot muss dem Heimbewohner oder der Heimbewohnerin schriftlich unterbreitet werden und es muss die bisherigen und die angebotenen Leistungen sowie die jeweils zu entrichtenden Entgelte einander gegenüberstellen. Auf diese Weise erhält die pflegebedürftige Person einen Überblick, welche Leistungen sie künftig erhalten soll, welche Veränderungen beabsichtigt sind und wie sich diese auf das zu zahlende Entgelt auswirken. Das Leistungsangebot muss eine Begründung enthalten, warum mehr oder weniger Betreuungs- und Pflegeleistungen erforderlich sind. Die Begründung muss sich anhand der Pflegedokumentation nachvollziehen lassen.

Erfüllt das Heimunternehmen nicht die formalen Anforderungen für das Angebot der Vertragsanpassung, so ist diese unwirksam. Auf der Grundlage einer unwirksamen Vertragsanpassung erbrachte Leistungen können vom Heim nicht in Rechnung gestellt werden.

Annahme oder Ablehnung des Angebots durch den Heimbewohner

Nach Prüfung des Leistungsangebots des Heimunternehmens kann der Heimbewohner das Angebot ganz oder teilweise annehmen oder ablehnen. Dem Bewohner können also keine Leistungen aufgedrängt werden, die bei Vertragsschluss nicht vereinbart wurden oder die er nicht zwingend benötigt. Vielmehr kann er – unter Umständen mithilfe seiner Angehörigen – prüfen, welche Leistungen er wünscht oder ablehnt.

Nimmt der Heimbewohner das Angebot zur Leistungsanpassung an, so erhöht oder verringert sich das zu zahlende Entgelt in dem Umfang, in dem der Heimbewohner das Angebot angenommen hat. Das erhöhte Entgelt wird dann ab dem Zeitpunkt fällig, an dem der Heimvertrag angepasst wurde. Die rückwirkende Vertragsanpassung auf den Beginn der Bedarfsänderung ist nicht zulässig.

Nimmt der Heimbewohner oder die Heimbewohnerin das Angebot nicht an, obwohl sich der Bedarf und damit auch die Kosten für das Heimunternehmen erhöht haben, kann das Heim den Vertrag aus wichtigem Grund außerordentlich kündigen, wenn ihm nicht zugemutet werden kann, am Vertrag festzuhalten (→ Seite 160).

Die Annahme der vom Heimunternehmen angebotenen Leistungen bedarf keiner besonderen Form. Sie kann schriftlich, durch Textform (zum Beispiel E-Mail), mündlich oder durch schlüssiges Verhalten erfolgen.

Einseitige Anpassung durch das Heimunternehmen

Erhält eine Heimbewohnerin oder ein Heimbewohner Leistungen der Pflegeversicherung oder der Sozialhilfe, kann die Pflegeeinrichtung bei einer Änderung des Pflege- oder Betreuungsbedarfs der Bewohnerin oder des Bewohners die Anpassung der Leistungen und des entsprechenden Entgelts durch einseitige Erklärung vornehmen. Das Heimunternehmen muss also nicht zuvor die Zustimmung der Pflegeversicherung oder des Sozialamts einholen.

GUT ZU WISSEN

Anpassungen müssen dargestellt und begründet werden

Unabhängig davon, ob ein Heimbewohner oder eine Heimbewohnerin das Heimentgelt selbst aufbringt oder Leistungen der Pflegeversicherung oder Sozialhilfe bezieht, hat er oder sie einen Anspruch darauf, dass die bisherigen und die jetzt angebotenen Leistungen nach Art, Inhalt und Umfang vergleichbar gegenübergestellt, die Auswirkungen auf die Höhe des Entgelts dargestellt und die Anpassung begründet werden. Entspricht die Anpassungserklärung des Heimunternehmens nicht dieser Form, ist sie unwirksam.

Will das Heim das Entgelt wegen eines gestiegenen Pflege- und Betreuungsbedarfs erhöhen, wird auch der Heimbewohner ein Interesse daran haben, dass die Leistungen der Pflegekasse dem veränderten Bedarf angepasst werden. Deshalb sollte die pflegebedürftige Person einen Antrag auf Höherstufung bei der Pflegekasse stellen. Damit wird zwangsläufig auch eine neue Begutachtung des Pflegebedürftigen veranlasst. Unabhängig davon kann auf die notwendige erneute Begutachtung ausdrücklich hingewiesen werden. Sinnvoll ist es auch, darauf hinzuweisen, dass der Hilfebedarf wegen zunehmender gesundheitlicher Beeinträchtigungen der Selbstständigkeit und der Fähigkeiten des oder der Pflegebedürftigen seit der letzten Begutachtung zugenommen hat. Der Antrag kann formlos gestellt werden (siehe Musterbrief → Seite 18). Die Pflegekasse schickt dann die notwendigen Unterlagen. Beim Antrag helfen die Pflegekasse, die Pflegeberatungsstelle und der Pflegestützpunkt.

Ausschluss der Anpassung des Pflege- und Betreuungsbedarfs

Ein Heimunternehmen kann die Verträge entsprechend seinem Leistungsangebot und seinem zugrunde liegenden Leistungskonzept gestalten. Deshalb kann es seine Pflicht, eine Anpassung des Pflege- und Betreuungsbedarfs anzubieten, durch eine gesonderte Vereinbarung mit dem Bewohner oder der Bewohnerin ganz oder teilweise ausschließen. Der Ausschluss dieser Pflicht ist allerdings nur bei Vertragsschluss möglich; eine nachträgliche Vereinbarung ist unwirksam. Maßgebend ist der erstmalige Vertragsschluss und nicht der zu einem späteren Zeitpunkt erfolgende Abschluss eines Änderungsvertrags. Über den Ausschluss der Angebotspflicht muss das Heimunternehmen in den vorvertraglichen Informationen informieren. Im Heimvertrag müssen diese Informationen als Vertragsgrundlage benannt und mögliche Abweichungen gesondert kenntlich gemacht werden.

BEISPIEL

Ein Heimunternehmen führt eine klassische Pflegeeinrichtung der Altenhilfe. Es kann in den Heimverträgen beispielsweise vereinbaren, dass es keine Leistungen zur Versorgung von Beatmungspatienten anbietet. So kann es in einem Anhang erläutern, dass das Konzept und die Räumlichkeiten der Einrichtung dafür nicht geeignet sind und daher eine pflegefachliche Versorgung nicht möglich ist. Dieser Anhang zum Heimvertrag muss gesondert unterschrieben werden.

Der Ausschluss eines Angebots zur Leistungsanpassung ist nur wirksam, soweit das Heimunternehmen unter Berücksichtigung des dem Vertrag zugrunde gelegten Leistungskonzepts daran ein berechtigtes Interesse hat und dieses in der Vereinbarung begründet. Die Kriterien, die das Heim dem Ausschluss der Pflicht, eine Anpassung anzubieten, zugrunde legt, müssen objektiv bestimmbar sein und für eine Personenmehrheit gelten. Die Angebotspflicht kann nicht für den Einzelfall, also nicht nur für den konkreten Heimbewohner als Vertragspartner, ausgeschlossen werden.

→ TIPP

Durch die vorvertraglichen Informationspflichten des Heimunternehmens wird gewährleistet, dass Sie bereits vor Einzug ins Pflegeheim wissen, wie lange und unter welchen Umständen Sie dort wohnen bleiben können. So können Sie sich zum einen bewusst für eine Einrichtung entscheiden, die Ihnen eine lebenslange Versorgungsgarantie bietet. Zum anderen können Sie aber auch eine Einrichtung wählen, die Ihnen ein Leben unter Menschen mit gleichen oder ähnlichen Bedürfnissen ermöglicht. Zudem ist sichergestellt, dass Sie vor Vertragsschluss über das Leistungskonzept informiert werden, das dem Vertrag zugrunde liegt.

Muss das Heimunternehmen an Streitbeilegungsverfahren teilnehmen?

Konflikte gehören zum Leben – auch in einer Pflegeeinrichtung. Sie sind für pflegebedürftige Menschen besonders belastend. Vertragliche Meinungsverschiedenheiten zwischen ihnen und dem Heimunternehmen können in einem langen, aufwendigen und teuren Verfahren vor Gericht ausgetragen werden, es gibt aber auch die Möglichkeit einer außergerichtlichen Streitschlichtung.

Außergerichtliche Streitbeilegung

Heimbewohner haben bei Konflikten mit dem Heimunternehmen die Möglichkeit, ein Schlichtungsverfahren einzuleiten. Für die Beilegung von Streitigkeiten über Wohn- und Betreuungsverträge ist die Universalschlichtungsstelle in Kehl eingerichtet. Das Schlichtungsverfahren wird durch einen entsprechenden schriftlichen Antrag eingeleitet. Der Antragsteller oder die Antragstellerin muss zuvor selbst (erfolglos) versucht haben, eine Einigung zu erzielen, und es darf kein Ablehnungsgrund vorliegen. Ein solcher Grund könnte beispielsweise sein, dass die Angelegenheit bereits von einem Gericht entschieden wurde.

Die Schlichtungsstelle übersendet den eingegangenen Antrag an den Antragsgegner, also das Heimunternehmen, und fordert diesen auf, sich dazu zu äußern, ob er an dem Streitbeilegungsverfahren teilnehmen möchte. Die Parteien erhalten dann rechtliches Gehör und können Tatsachen und Bewertungen vorbringen. Die Verbraucherschlichtungsstelle kann den Parteien eine angemessene Frist zur Stellungnahme setzen. Die Schlichtungsstelle wirkt zunächst darauf hin, dass sich die Beteiligten einvernehmlich einigen. Gelingt dies nicht, erarbeitet sie einen Schlichtungsvorschlag. Dieser soll innerhalb von 90 Tagen nach Eingang der vollständigen Beschwerdeakte vorliegen und eine Begründung enthalten. Der Schlichtungsvorschlag kann dem Anspruch des Antragstellers oder der Antragstellerin zustimmen, diesen ablehnen oder einen Kompromissvorschlag enthalten.

Es steht beiden Parteien frei, den Vorschlag der Schlichtungsstelle anzunehmen oder abzulehnen. Akzeptieren die Parteien den Vorschlag, wird hierdurch ein Vergleich geschlossen. Damit wird die Vereinbarung verbindlich. Nimmt eine oder nehmen beide Parteien den Schlichtungsvorschlag nicht an, stellt die Verbraucherschlichtungsstelle eine Mitteilung über die erfolglose Durchführung des Streitbeilegungsverfahrens aus.

→ **TIPP**

Für Heimbewohner ist die Schlichtung im Regelfall kostenlos. Nur bei einem missbräuchlich gestellten Antrag kann von ihnen eine Missbrauchsgebühr von maximal 30 Euro erhoben werden. Vom Heimunternehmen kann ein angemessenes Entgelt verlangt werden.

Ausschluss der Teilnahme an außergerichtlicher Streitbeilegung

Ein Unternehmer, der eine Webseite unterhält oder allgemeine Geschäftsbedingungen verwendet, ist gesetzlich verpflichtet, Verbraucher leicht zugänglich, klar und verständlich darüber zu informieren, inwieweit er bereit ist oder verpflichtet ist, an Streitbeilegungsverfahren vor einer Verbraucherschlichtungsstelle teilzunehmen. Wenn sich der Unternehmer zur Teilnahme an einem Streitbeilegungsverfahren vor einer Verbraucherschlichtungsstelle verpflichtet hat, muss er zudem auf die zuständige Verbraucherschlichtungsstelle hinweisen. Die Informationen müssen auf der Webseite des Unternehmers erscheinen, wenn der Unternehmer eine Webseite unterhält, und zusammen mit seinen allgemeinen Geschäftsbedingungen gegeben werden, wenn der Unternehmer allgemeine Geschäftsbedingungen verwendet.

Unabhängig davon, ob ein Heimunternehmen eine Website unterhält oder allgemeine Geschäftsbedingungen verwendet, verpflichtet das Wohn- und Betreuungsvertragsgesetz den Heimbetreiber gesondert,

GUT ZU WISSEN

Teilnahme an Streitbeilegungsverfahren freiwillig

Die Teilnahme an einer außergerichtlichen Streitbeilegung ist grundsätzlich freiwillig. Allerdings muss das Heimunternehmen im Heimvertrag klar und verständlich erklären, ob es bereit ist, an Streitbeteiligungsverfahren vor einer Verbraucherschlichtungsstelle teilzunehmen. Will das Heim die Teilnahme am Streitbeilegungsverfahren ausschließen, muss es den Heimbewohner oder die Heimbewohnerin im Heimvertrag ausdrücklich darauf hinweisen, zum Beispiel so: „Gemäß Paragraf 6 Absatz 3 Nummer 4 Wohn- und Betreuungsvertragsgesetz wird darauf hingewiesen, dass die Einrichtung nicht an einem Schlichtungsverfahren nach dem Verbraucherstreitbeilegungsgesetz teilnimmt."

im Rahmen seiner vorvertraglichen Informationspflicht darauf hinzuweisen, inwieweit das Heim bereit ist, an einem Streitbeilegungsverfahren vor einer Verbraucherschlichtungsstelle teilzunehmen.

Wann endet der Heimvertrag?

Ein befristeter Heimvertrag endet mit dem vereinbarten Beendigungstermin. Der Regelfall ist allerdings, dass der Vertrag unbefristet abgeschlossen wird. Er ist darauf ausgelegt, dass er mit dem Tod des Bewohners oder der Bewohnerin endet. Allerdings endet ein solcher Vertrag auch, wenn er durch den Heimbewohner oder das Heimunternehmen gekündigt wird.

Befristeter Heimvertrag

Ein Heimvertrag wird grundsätzlich auf unbestimmte Zeit abgeschlossen. Ein befristeter Vertrag darf nur in Ausnahmefällen abgeschlossen werden, wenn dies den Interessen des oder der Pflegebedürftigen nicht widerspricht. Andernfalls ist der Vertrag unwirksam und gilt auf unbestimmte Zeit. Beispielsweise kann Wohnen auf Probe die Befristung des Vertrags rechtfertigen.

Tod des Heimbewohners

Mit dem Tod des Heimbewohners oder der Heimbewohnerin endet das Vertragsverhältnis. Die Kündigung durch die Erben des oder der Verstorbenen ist nicht erforderlich. Mit dem Sterbetag enden regelmäßig alle gegenseitigen vertraglichen Verpflichtungen.

Ausnahmsweise und in engen Grenzen ist es zulässig, zu vereinbaren, dass der Ver-

ACHTUNG

Pflegekasse und Sozialhilfe zahlen nur bis zum Sterbetag

Die Fortgeltung des Vertrags über den Sterbetag hinaus kann nicht wirksam vereinbart werden, wenn der Heimbewohner oder die Heimbewohnerin Leistungen aus der Pflegekasse oder der Sozialhilfe in Anspruch genommen hat. Die Pflegekasse zahlt ab dem Sterbetag keine Leistungen mehr. Damit können nur Selbstzahler eine solche Vereinbarung treffen.

trag über den Tod hinaus gilt. So kann zum Beispiel die Überlassung des Wohnraums gegen Fortzahlung vereinbart werden, soweit ein Zeitraum von zwei Wochen nach dem Sterbetag des Bewohners oder der Bewohnerin nicht überschritten wird. In diesem Fall ist dann nur noch das auf den Wohnraum entfallende Entgelt zu zahlen. Dabei handelt es sich um alle Kosten, die mit der Wohnraumüberlassung zusammenhängen, also auch um die auf den Wohnraum entfallenden Investitionskosten. Ersparte Aufwendungen (zum Beispiel für Strom, Heizung und Zimmerreinigung) sind nicht zu zahlen. Eine solche Vereinbarung kann sinnvoll sein, wenn die Angehörigen Zeit benötigen, um die persönlichen Gegenstände des oder der Verstorbenen aus dem Heim abzuholen.

Der Bewohner oder die Bewohnerin können zudem vorab vertraglich mit dem Pflegeheim vereinbaren, was nach seinem oder ihrem Tod mit dem Nachlass, also mit Möbelstücken, Kleidung und anderen persönlichen Gegenständen, geschehen soll. So kann geregelt werden, ob und wie diese Gegenstände vom Heim ausbewahrt und dann an die Erben übergeben werden.

Wann kann der Heimbewohner den Heimvertrag kündigen?

Dem Heimbewohner sind gesetzlich mehrere Kündigungsmöglichkeiten eingeräumt:

- Er hat die Möglichkeit, das Vertragsverhältnis zwei Wochen nach Vertragsbeginn zu kündigen,
- er kann jederzeit ordentlich unter Einhaltung einer Kündigungsfrist kündigen,
- er kann außerordentlich fristlos aus wichtigem Grund kündigen und
- er hat ein Sonderkündigungsrecht, wenn das Pflegeheimunternehmen ein höheres Entgelt verlangt.

Kündigung innerhalb von zwei Wochen nach Vertragsbeginn

Weil dem Heimbewohner eine Art Probewohnen ohne großes Risiko ermöglicht werden soll, kann er den Heimvertrag innerhalb von zwei Wochen nach Beginn des Vertragsverhältnisses jederzeit ohne Einhaltung einer Frist kündigen. Innerhalb der Zweiwochenfrist kann also der Bewohner prüfen, ob die Einrichtung und das Leistungskonzept seinen Vorstellungen und Erwartungen entsprechen. Ist das nicht der Fall, kann er den Vertrag kündigen. Wird dem Heimbewohner erst nach Beginn des Vertragsverhältnisses eine Ausfertigung des Vertrags ausgehändigt, kann er den Vertrag noch bis zum Ablauf von zwei Wochen nach der Aushändigung kündigen. Der Zeitraum, innerhalb dessen der Heimbewohner zur Kündigung berechtigt ist, wird damit verlängert.

Für die außerordentliche Kündigung nach Vertragsbeginn ist keine Form vorgeschrieben. Sie kann schriftlich, in Textform (zum Beispiel per E-Mail) oder mündlich erfolgen. Aus Beweisgründen ist es gleichwohl sinnvoll, den Heimvertrag schriftlich zu kündigen. Damit der rechtzeitige Zugang im Zweifel nachgewiesen werden kann, sollte die Kündigung als Einschreiben mit Rückschein versendet werden.

> **BEISPIEL**
>
> Frau D. möchte ihren Wohn- und Betreuungsvertrag zum 31.12. kündigen. In diesem Fall muss dem Heimunternehmen die Kündigung spätestens am 3.12. zugehen. Fällt der dritte Tag des Monats auf einen Samstag, Sonn- oder Feiertag, dann tritt der nächste Werktag an die Stelle. Wenn Frau D. zu einem späteren Zeitpunkt im Monat, also zum Beispiel am 5.12., kündigt, dann endet das Vertragsverhältnis erst am 31.1. des Folgejahres.

Ordentliche Kündigung

Der Heimbewohner oder die Heimbewohnerin kann den Vertrag mit einem Pflegeheim jederzeit ordentlich kündigen. Dabei muss er oder sie keine Gründe angeben. Das Kündigungsschreiben muss bis zum dritten Werktag eines Monats beim Heimunternehmen eingegangen sein, wenn das Vertragsverhältnis zum Ende des Monats beendet werden soll.

Der Heimbewohner schuldet dem Heimunternehmen das Entgelt nur für die Tage, in denen er sich tatsächlich im Heim aufhält. Deshalb muss er, wenn er Leistungen der sozialen Pflegeversicherung bezieht, das vereinbarte Entgelt an das Heim nicht zahlen, wenn er nach seiner Kündigung vor Ablauf der Kündigungsfrist auszieht. Hier gilt das Prinzip taggenauer Vergütung (Bundesgerichtshof, Aktenzeichen III ZR 292/17).

Für die ordentliche Kündigung des Heimvertrags ist gesetzlich die Schriftform vorgeschrieben. Damit der rechtzeitige Zugang im Zweifel nachgewiesen werden kann, sollte die Kündigung als Einschreiben mit Rückschein versendet werden. Eine mündliche oder in Textform erfolgte Kündigungserklärung genügt nicht. Damit ist zum Beispiel eine Kündigung per E-Mail oder SMS unwirksam.

Außerordentliche Kündigung aus wichtigem Grund

Der Heimbewohner oder die Heimbewohnerin kann den Vertrag fristlos kündigen, wenn ein schwerwiegender Grund vorliegt und ihm oder ihr nicht zugemutet werden kann, das Vertragsverhältnis bis zum Ablauf der ordentlichen Kündigungsfrist fortzusetzen. Dabei spielt es keine Rolle, ob ein Verschulden des Heimunternehmens vorliegt. Wird fristlos gekündigt, muss der Bewohner oder die Bewohnerin jedoch sofort aus dem Pflegeheim ausziehen. Die anschließende Versorgung sollte daher vorher gesichert sein. Wichtige Gründe können beispielsweise ein schwerer Pflegefehler oder Beleidigungen durch das Pflegepersonal sein. Maßgebend sind immer die konkreten Umstände des Einzelfalls.

Die fristlose Kündigung kann jederzeit ohne Einhaltung einer Kündigungsfrist ausgesprochen werden. Sie muss stets – anders als die ordentliche Kündigung – begründet werden. Die Gründe für die Kündigung müssen so ausführlich dargelegt werden, dass erkennbar ist, dass die Gründe für die fristlose Beendigung des Vertragsverhältnisses so schwer wiegen, dass es für den Bewohner oder die Bewohnerin unzumutbar ist, bis zum Ablauf der ordentlichen Kündigungsfrist in der Einrichtung zu bleiben.

Das Heimunternehmen muss in diesem Fall dem Bewohner oder der Bewohnerin mitteilen, von welchen Heimen er oder sie nach Beendigung des Vertragsverhältnisses eine vergleichbare Leistung erhalten kann. Dies muss so rechtzeitig erfolgen, dass dem Bewohner oder der Bewohnerin ein nahtloser Übergang von den bisherigen Leistungen des Heimunternehmens zum neuen Anbieter möglich ist. Angemessen und zumutbar ist das angebotene neue Heim, wenn es sich um eine nach Art und Umfang vergleichbare Einrichtung handelt und sowohl die Lage als auch das zu zahlende Entgelt mit den aktuellen Leistungen vergleichbar sind.

Darüber hinaus ist das Heimunternehmen verpflichtet, die Umzugskosten in angemessenem Umfang zu übernehmen. Was angemessen ist, bestimmt sich nach dem konkreten Einzelfall. Maßgebend ist der Aufwand für den Transport der Gegenstände an den neuen Wohn- und Unterbringungsort. Im Regelfall sind die Kosten aber in vollem Umfang zu ersetzen. Allerdings muss das Heimunternehmen den Umzug nicht organisieren und auch nicht den Vertrag mit dem Umzugsunternehmen abschließen. Dies ist Sache des Heimbewohners oder seiner Angehörigen oder des Betreuers. Der Heimbewohner kann nur Ersatz seiner Kosten vom Heim verlangen.

Kündigung wegen Entgelterhöhung

Ein Sonderkündigungsrecht steht der Heimbewohnerin oder dem Heimbewohner zu, wenn das Heim das vereinbarte Entgelt erhöhen will. Die Kündigung ist in diesem Fall jederzeit zu dem Zeitpunkt möglich, zu dem das Heim die Erhöhung des Entgelts verlangt.

Wann kann das Heimunternehmen den Heimvertrag kündigen?

Zum Schutz der Bewohner und Bewohnerinnen gibt es besondere gesetzliche Regelungen. Daher kann das Pflegeheim nur in Ausnahmefällen aus wichtigem Grund kündigen. Ihm steht damit im Gegensetz zur Heimbewohnerin oder zum Heimbewohner kein ordentliches Kündigungsrecht zu.

Das Gesetz zählt verschiedene Fälle auf, in denen ein wichtiger Grund vorliegt. Das ist der Fall, wenn

→ das Heimunternehmen den Betrieb einstellt, also das Pflegeheim geschlossen wird, oder wenn der Betrieb wesentlich eingeschränkt oder in seiner Art verändert wird und die Fortsetzung des Vertrags für das Unternehmen eine unzumutbare Härte bedeuten würde,

→ das Heimunternehmen eine fachgerechte Pflege- oder Betreuungsleistung nicht erbringen kann, weil der Heimbewohner eine von der Pflegeeinrichtung angebotene Anpassung der Leistungen nicht annimmt oder das Heimunternehmen eine Anpassung der Leistungen aufgrund des vertraglichen Ausschlusses nicht anbietet und dem Heimunternehmen deshalb ein Festhalten an dem Vertrag nicht zumutbar ist,

→ der Heimbewohner seine vertraglichen Pflichten schuldhaft so grob verletzt, dass dem Heim die Fortsetzung des Vertrags nicht mehr zugemutet werden kann, oder

→ der Heimbewohner in Zahlungsverzug gerät.

Weitere Details zu den hier genannten Gründen finden Sie unten. Die Pflegeeinrichtung kann darüber hinaus auch andere Gründe von entsprechendem Gewicht für die Beendigung des Vertrags anführen. Das Gesetz schließt allerdings ausdrücklich die Kündigung des Vertrags mit dem Ziel aus, das vereinbarte Entgelt zu erhöhen. Wenn also eine Entgelterhöhung vorliegt, der nicht zugestimmt werden soll, ist dies kein Grund zur Kündigung. In diesem Fall muss das Heimunternehmen den Bewohner oder die Bewohnerin auf Zahlung des höheren Entgelts verklagen.

Die Kündigung bedarf der Schriftform. Eine mündliche Kündigung oder eine Kündigung per Fax oder E-Mail (Textform) reicht nicht aus. Wird die Schriftform nicht eingehalten, ist die Kündigung unwirksam.

Die Kündigung muss begründet werden. Auch die Begründung bedarf der Schriftform. Durch die Begründung wird dem Bewohner oder der Bewohnerin die Möglichkeit gegeben, zu überprüfen, ob die Kündigung berechtigt ist. Fehlt die Begründung, hat dies die Unwirksamkeit der Kündigung zur Folge.

→ TIPP

Wenn Sie der Meinung sind, dass die Kündigung durch das Heimunternehmen ungerechtfertigt ist, sollten Sie diese unverzüglich als unwirksam zurückweisen. Das kann insbesondere in den Fällen sinnvoll sein, in denen die Kündigung mit einer schuldhaften Pflichtverletzung des Heimbewohners begründet wird oder wenn sich das Heimunternehmen darauf beruft, dass ihm die Fortsetzung des Vertragsverhältnisses nicht mehr zumutbar ist. In beiden Fällen sind regelmäßig unterschiedliche Bewertungen möglich. Deshalb sollten Sie bei einer Kündigung des Heimvertrags durch den Unternehmer eine fachkundige Beratung in Anspruch nehmen. Zum Beispiel helfen in einigen Bundesländern die Verbraucherzentralen mit einer Beratung weiter. Mehr Informationen – nicht nur für den Fall, dass ein Pflegegrad abgelehnt wurde – finden Sie hier:
verbraucherzentrale.de/node/11547

Betriebsaufgabe, Einschränkung oder Veränderung des Betriebs

Eine Kündigung ist unter Umständen möglich, wenn das Heimunternehmen seinen Betrieb einstellt, wesentlich einschränkt oder die Art des Betriebs ändert.

- → Eine Betriebseinstellung ist gegeben, wenn das Heimunternehmen die gesamte Tätigkeit in dem Heim, in dem der Bewohner oder die Bewohnerin versorgt wird, vollständig aufgibt.
- → Eine wesentliche Einschränkung des Betriebs liegt vor, wenn das Angebot des Heimunternehmens dauerhaft und nicht unerheblich verringert wird. Das

kann beispielsweise bei einer Verringerung der räumlichen Kapazitäten oder des Leistungsangebots (zum Beispiel Schließung der Station für Wachkomapatienten) vorliegen.

→ Eine Veränderung der Betriebsart ist gegeben, wenn das Heimunternehmen das Leistungsangebot so erweitert, verringert oder verändert, dass sich der Charakter der Einrichtung grundsätzlich ändert. Das ist beispielsweise der Fall, wenn eine Dauerpflegeeinrichtung in eine Kurzzeitpflege umgewandelt wird oder sich eine allgemeine Pflegeeinrichtung in eine Fachrichtung für bestimmte Krankheiten (zum Beispiel Demenz) spezialisiert.

In diesen Fällen kann das Heimunternehmen das Vertragsverhältnis bis spätestens zum dritten Werktag eines Kalendermonats zum Ende des nächsten Monats kündigen.

Im Falle der Einschränkung oder Veränderung des Betriebs ist eine Kündigung nur möglich, wenn für den Heimbetreiber die Fortsetzung des Vertragsverhältnisses eine unzumutbare Härte bedeuten würde. Das ist der Fall, wenn nach Abwägung der Interessen beider Vertragsparteien eine weitere Bindung des Heimunternehmens an den Vertrag nicht mehr gerechtfertigt werden kann. Dabei muss berücksichtigt werden, dass die pflegebedürftige Person mit dem Einzug ins Heim üblicherweise die Erwartung verbindet, dass sie dort auf Dauer ihren Lebensmittelpunkt haben wird und dass ihr eine Rückkehr in die aufgegebene Wohnung meist nicht mehr möglich ist. Zudem bedeutet jeder nochmalige Umzug in eine andere Umgebung für ältere sowie pflegebedürftige Menschen eine erhebliche Belastung, die so weit wie möglich vermieden werden sollte. Eine Härte für die Pflegeeinrichtung liegt beispielsweise vor, wenn sie den Betrieb auf Dauer nur unwirtschaftlich weiterführen könnte.

BEISPIEL

Wenn dem Heimbewohner oder der Heimbewohnerin die Kündigung bis zum 3.6. zugeht, ist sie zum 31.7. wirksam. Geht ihm oder ihr die Kündigungserklärung am 4.6. zu, endet das Vertragsverhältnis erst am 31.8.

→ TIPP

Hat die Pflegeeinrichtung das Vertragsverhältnis wegen einer Betriebsaufgabe, -einschränkung oder -veränderung gekündigt, können Sie von ihr verlangen, eine angemessene Ersatzeinrichtung zu zumutbaren Bedingungen zu benennen. Das Heimunterneh-

men muss Ihnen Möglichkeiten aufzeigen, von welchen Heimen Sie nach Beendigung des Vertragsverhältnisses eine vergleichbare Leistung erhalten können. Darüber hinaus ist das Heimunternehmen zur Übernahme der Umzugskosten in angemessenem Umfang verpflichtet. Was angemessen ist, bestimmt sich nach dem konkreten Einzelfall.

Keine fachgerechten Pflege- und Betreuungsleistungen

Die Pflegeeinrichtung muss der Bewohnerin oder dem Bewohner im Fall einer Änderung von deren oder dessen Pflege- oder Betreuungsbedarf eine entsprechende Anpassung der Leistungen anbieten. In der Regel ist das der Fall, wenn der Pflegebedarf steigt und ein höherer Pflegegrad beantragt werden soll. Lehnt er oder sie die angebotene Anpassung ab, sodass dem Heim eine fachgerechte Pflege und Betreuung nicht (mehr) möglich ist, liegt ein wichtiger Grund vor, der das Heimunternehmen zur Kündigung des Vertragsverhältnisses berechtigt. Allerdings muss es auch in diesem Fall für die Pflegeeinrichtung unzumutbar sein, am Vertrag festzuhalten. Das kann beispielsweise dann der Fall sein, wenn das Heim Verpflichtungen oder Fürsorgepflichten gegenüber dem Bewohner nicht mehr einhalten kann, etwa weil das Leistungskonzept des Heims nicht auf die Betreuung demenzkranker Menschen ausgerichtet ist. Dagegen kann dem Heim unter Umständen zugemutet werden, das bestehende Vertragsverhältnis aufrechtzuerhalten, wenn es sich um eine geringfügige Änderung des Pflege- und Betreuungsbedarfs handelt und damit kein höherer Pflegegrad verbunden ist.

Wegen der schwerwiegenden Folgen, die eine Kündigung für den Heimbewohner hat, muss ihm für den Fall, dass eine dem Heimunternehmen unzumutbare Situation tatsächlich eingetreten ist, nochmals die Möglichkeit gegeben werden, die Kündigung abzuwenden. Er soll daher die Gelegenheit

> **! ACHTUNG**
>
> **Regelung bei teilweiser Annahme des Leistungsangebots**
>
> Der Heimbewohner oder die Heimbewohnerin kann das Leistungsangebot des Heims ganz oder teilweise annehmen. Nimmt er oder sie das Angebot nur teilweise an, muss das Heimunternehmen prüfen, ob es dennoch seine vertraglichen Verpflichtungen in ausreichendem Maße erfüllen kann. Nur wenn das nicht der Fall ist, kann das Heimunternehmen den Heimvertrag fristlos kündigen.

bekommen, seine ursprüngliche Entscheidung angesichts der drohenden Kündigung zu überdenken. Voraussetzung für die Kündigung ist deshalb, dass die Pflegeeinrichtung ihr ursprüngliches Angebot zur Leistungsanpassung erneuert (dabei reicht es, wenn auf das bereits unterbreitete Angebot Bezug genommen wird), dem Heimbewohner eine angemessene Frist von mindestens einer Woche zur Annahme des Angebots gesetzt wird und der Bewohner auf die beabsichtigte Kündigung hingewiesen wird. Nimmt der Heimbewohner auch das neue Angebot nicht an, kann das Heim das Vertragsverhältnis ohne Einhaltung einer Frist kündigen.

Ausschluss der Leistungsanpassung bei gesundheitlichen Veränderungen

Das Heimunternehmen kann seine Pflicht, eine Anpassung des Pflege- und Betreuungsbedarfs anzubieten, durch gesonderte Vereinbarung mit der Bewohnerin oder dem Bewohner ganz oder teilweise ausschließen. Ist dies der Fall und ist der im vereinbarten Anpassungsausschluss konkret benannte Zustand eingetreten und eine fachgerechte Versorgung nicht mehr möglich, kann das Heim den Vertrag ohne Einhaltung einer Frist kündigen. Voraussetzung ist allerdings zusätzlich, dass ihm ein Festhalten am Vertrag nicht zuzumuten ist.

BEISPIEL

Eine im Pflegeheim lebende Person wird nach einem Schlaganfall beatmungspflichtig. Die Einrichtung verfügt weder über die technischen Möglichkeiten noch über speziell geschultes Personal und hat deshalb eine entsprechende Pflege im Heimvertrag ausgeschlossen. In diesem Fall kann das Heimunternehmen das Vertragsverhältnis fristlos kündigen.

Grobe Vertragsverletzung durch den Bewohner

Das Heimunternehmen kann den Vertrag aus wichtigem Grund kündigen, wenn der Bewohner seine vertraglichen Pflichten schuldhaft so grob verletzt, dass dem Unternehmen die Fortsetzung des Vertrags nicht mehr zugemutet werden kann. Nur schwerwiegende Pflichtverletzungen können die fristlose Kündigung rechtfertigen. Grobe Vertragsverletzungen liegen beispielsweise vor, wenn ein Heimbewohner das Personal oder Mitbewohner beleidigt oder sexuell belästigt, Einrichtungsgegenstände zerstört oder beschädigt.

Voraussetzung für die fristlose Kündigung ist, dass der Heimbewohner seine Pflichten schuldhaft, also vorsätzlich oder fahrlässig, verletzt hat. In diesem Fall ist zu

GUT ZU WISSEN

Vor einer Kündigung muss nicht abgemahnt werden

Eine erfolglose Abmahnung ist grundsätzlich nicht Voraussetzung für die fristlose Kündigung. Wenn allerdings die Pflichtverletzung der Bewohnerin oder des Bewohners schon längere Zeit zurückliegt, kann dies im Einzelfall als Indiz dafür gewertet werden, dass dem Heimunternehmen die Fortsetzung des Vertragsverhältnisses zuzumuten und damit das Kündigungsrecht verwirkt ist.

GUT ZU WISSEN

Kündigung kann durch Zahlung abgewendet werden

Ist der Heimbewohner oder die Heimbewohnerin mit der Entrichtung des Entgelts für die Überlassung von Wohnraum in Verzug geraten, ist die Kündigung ausgeschlossen, wenn er oder sie das Entgelt noch vor Ausspruch der Kündigung zahlt. Die Kündigung wird unwirksam, wenn er oder sie alle Rückstände innerhalb einer Frist von zwei Monaten nach Zustellung der Räumungsklage ausgleicht.

berücksichtigen, dass Personen, die krankheitsbedingt nicht (mehr) eigenverantwortlich handeln und das Unrecht ihres Tuns nicht begreifen können, in der Regel nicht schuldhaft handeln und für ihr Tun nicht verantwortlich gemacht werden können.

Eine grobe Pflichtverletzung des Bewohners rechtfertigt schließlich auch nur dann eine fristlose Kündigung des Heimunternehmens, wenn ihm aufgrund des pflichtwidrigen Handelns des Bewohners eine Fortsetzung des Vertrags nicht mehr zugemutet werden kann. Das ist regelmäßig der Fall, wenn das Vertrauensverhältnis nachhaltig gestört ist oder Betriebsabläufe nicht mehr durchgeführt werden können.

Zahlungsverzug

Ein wichtiger Grund für die fristlose Kündigung des Heimunternehmens liegt auch vor, wenn der Heimbewohner oder die Heimbewohnerin das vereinbarte Entgelt nicht oder nicht rechtzeitig zahlt. Das Gesetz unterscheidet zwei Fälle:

→ Eine Kündigung ist möglich, wenn der Heimbewohner für zwei aufeinanderfolgende Termine (Fälligkeitszeitpunkte) nicht oder nicht vollständig das Heimentgelt bezahlt und die Summe des Rückstands das Entgelt für einen Monat übersteigt.

→ Die Kündigung ist auch zulässig, wenn der Heimbewohner über einen Zeitraum von mehr als zwei Fälligkeitsterminen mit dem Entgelt oder einem Teil davon in Verzug gerät, und die Summe das Entgelt für zwei Monate erreicht.

In beiden Fällen ist die Kündigung erst zulässig, wenn das Heimunternehmen dem Bewohner eine angemessene Frist setzt und dabei auf die Kündigung hinweist, etwa durch eine Mahnung. Damit sollen dem Bewohner die Konsequenzen eines Zahlungsverzugs verdeutlicht werden und er soll vor Ausspruch der Kündigung durch das Heimunternehmen eine nochmalige Gelegenheit zur Zahlung erhalten. Im Regelfall wird eine Zahlungsfrist von einer Woche als angemessen angesehen.

Anhang

→ Weiterführende Informationen

→ Adressen

→ Stichwortverzeichnis

→ Impressum

Weiterführende Informationen

Onlinetexte der Verbraucherzentrale

Das passende Pflegeheim finden
Praktische Tipps für die Suche nach einem Pflegeheim:
verbraucherzentrale.nrw/node/12023

Heimvertrag
Worüber das Pflegeheim vorab informieren muss und worauf es beim Vertrag ankommt:
verbraucherzentrale.nrw/node/10790 und verbraucherzentrale.nrw/node/15506

Kosten im Pflegeheim
Welche Kosten im Pflegeheim entstehen und welche selbst übernommen werden müssen:
verbraucherzentrale.nrw/node/13906

Rechte in Pflegeeinrichtungen
Welche Gesetze für eine qualifizierte Betreuung sorgen sollen:
verbraucherzentrale.nrw/node/10786

Qualität in Pflegeheimen
Qualitätsbewertungen ermöglichen den Vergleich verschiedener Heime:
verbraucherzentrale.nrw/node/40434

Probleme mit dem Pflegeheim
Es gibt mehrere Möglichkeiten zu reagieren, wenn es Probleme mit dem Pflegeheim gibt:
verbraucherzentrale.nrw/node/10805

Pflegeheim kündigen
Was bei der Kündigung des Vertrags zu beachten ist:
verbraucherzentrale.nrw/node/10802

Bücher

Bittler, Jan / Frey, Carina / Nordmann, Heike / Schuldzinski, Wolfgang: Das Vorsorge-Handbuch. Patientenverfügung, Vorsorgevollmacht, Digitaler Nachlass, Betreuungsverfügung, Testament. Verbraucherzentrale NRW, Düsseldorf 2025

Bretzinger, Otto N.: Handbuch Pflege. Hilfe organisieren: Anträge, Checklisten, Verträge. Verbraucherzentrale NRW, Düsseldorf 2024

Bretzinger, Otto N.: Handbuch Testament. Textbausteine, Mustertestamente, Checklisten. Verbraucherzentrale NRW, Düsseldorf 2024

Palmowski, Stefan: Das Pflegegutachten. Antragstellung, Begutachtung, Bewilligung. Verbraucherzentrale NRW, Düsseldorf 2025

Verbände und Organisationen

Bundesarbeitsgemeinschaft Selbsthilfe von Menschen mit Behinderung, chronischer Erkrankung und ihren Angehörigen e. V. (BAG Selbsthilfe)
Telefon: 02 11/3 10 06-0
bag-selbsthilfe.de

Bundesarbeitsgemeinschaft der Seniorenorganisationen e. V. (BAGSO)
Telefon: 02 28/24 99 93-0
bagso.de

Bundesvertretung für alte und pflegebetroffene Menschen e. V. (BIVA-Pflegeschutzbund)
biva.de

Bundesverband für körper- und mehrfachbehinderte Menschen e. V.
Telefon: 02 11/6 40 04-0
bvkm.de

Bundesvereinigung Lebenshilfe e. V.
Telefon: 0 64 21/4 91-0
lebenshilfe.de

Deutsche Alzheimer Gesellschaft, Selbsthilfe Demenz
Alzheimer-Telefon: 0 30/2 59 37 95-14
deutsche-alzheimer.de

Sozialverband Deutschland e. V.
Telefon: 0 30/72 62 22-0
sovd.de

Sozialverband VdK Deutschland e. V.
Telefon: 0 30/921 05 80-0
vdk.de

Pflegewegweiser NRW
Hilfe bei der Suche nach der passenden Beratungsstelle in NRW
Telefon: 0800/4 04 00 44 (kostenlos)
pflegewegweiser-nrw.de

Zentrum für Qualität in der Pflege: bundesweite Datenbank mit Beratungsstellen
zqp.de/beratung-pflege/

Adressen

Verbraucherzentrale Baden-Württemberg e. V.
Telefon: 07 11/66 91-10
www.verbraucherzentrale-bawue.de

Verbraucherzentrale Bayern e. V.
Telefon: 0 89/5 52 79 4-0
www.verbraucherzentrale-bayern.de

Verbraucherzentrale Berlin e. V.
Telefon: 0 30/2 14 85-0
www.verbraucherzentrale-berlin.de

Verbraucherzentrale Brandenburg e. V.
Telefon: 03 31/2 98 71-0
www.verbraucherzentrale-brandenburg.de

Verbraucherzentrale Bremen e. V.
Telefon: 04 21/1 60 77-7
www.verbraucherzentrale-bremen.de

Verbraucherzentrale Hamburg e. V.
Telefon: 0 40/2 48 32-0
www.vzhh.de

Verbraucherzentrale Hessen e. V.
Telefon: 0 69/97 20 10-900
www.verbraucherzentrale-hessen.de

Verbraucherzentrale Mecklenburg-Vorpommern e. V.
Telefon: 03 81/2 08 70-50
www.verbraucherzentrale-mv.eu

Verbraucherzentrale Niedersachsen e. V.
Telefon: 05 11/9 11 96-0
www.verbraucherzentrale-niedersachsen.de

Verbraucherzentrale Nordrhein-Westfalen e. V.
Telefon: 02 11/9 13 80-10 00
www.verbraucherzentrale.nrw

Verbraucherzentrale Rheinland-Pfalz e. V.
Telefon: 0 61 31/28 48-0
www.verbraucherzentrale-rlp.de

Verbraucherzentrale Saarland e. V.
Telefon: 06 81/5 00 89-0
www.verbraucherzentrale-saarland.de

Verbraucherzentrale Sachsen e. V.
Telefon: 0341/69 62 90
www.verbraucherzentrale-sachsen.de

Verbraucherzentrale Sachsen-Anhalt e. V.
Telefon: 03 45/2 98 03-29
www.verbraucherzentrale-sachsen-anhalt.de

Verbraucherzentrale Schleswig-Holstein e. V.
Telefon: 04 31/5 90 99-0
www.verbraucherzentrale.sh

Verbraucherzentrale Thüringen e. V.
Telefon: 03 61/5 55 14-0
www.vzth.de

Verbraucherzentrale Bundesverband e. V.
Telefon: 0 30/2 58 00-0
www.vzbv.de

Stichwortverzeichnis

S

T

U

V

W

Z

Bildnachweis
stock.adobe.com
S. 6 VisualProduction; S. 4, 14 Cecilie Skjold Wackerhausen/peopleimages.com; S. 25 Studio Zenith; S. 41 Robert Kneschke; S. 59 Studio Zenith; S. 4, 66 pikselstock; S. 74 Robert Kneschke; S. 5, 90 Jelena Stanojkovic; S. 93 pikselstock; S. 104 Rido; S. 119 Kzenon; S. 128 BlazingDesigns; S. 5, 134 Rido; S. 138 Rido; S. 152 Rido

Verbraucherzentrale NRW, Düsseldorf
S. 27, 39, 63, 76, 103, 151

S. 77: vdek, Berlin

---

1. Auflage 2025

ISBN 978-3-86336-428-1 (Buch)
ISBN 978-386336-369-7 (E-Book EPUB)

Impressum

Herausgeber
Verbraucherzentrale Nordrhein-Westfalen e. V.
Helmholtzstraße 19, 40215 Düsseldorf
Telefon 02 11/9 13 80-10 00
ratgeber@verbraucherzentrale.nrw
verbraucherzentrale.nrw

Text
Dr. Otto N. Bretzinger

Koordination
Frank Wolsiffer

Lektorat
Kristina Raub-Küster, Düsseldorf

Fachliche Beratung
Felizitas Bellendorf, Verena Querling

Layout und Satz
Grazyna Rojek
Kommunikationsdesign, Essen
grazynarojek.de

XML-Produktion
pagina GmbH, Tübingen
pagina.gmbh

Umschlaggestaltung
Designbüro Ute Lübbeke, Köln
LNT-design.de

Druck
DCM Druckcenter Meckenheim GmbH,
Meckenheim

Redaktionsschluss
September 2025

Vorsorge treffen:

Legen Sie frühzeitig Ihre persönlichen Wünsche und Vorstellungen fest – für eine medizinische Versorgung und für alle rechtlichen und finanziellen Angelegenheiten. So schaffen Sie Sicherheit und Klarheit für sich und Ihre Angehörigen. Mit den passenden Vollmachten und Verfügungen in diesem Ratgeber gelingt das zuverlässig und ohne großen Aufwand.

Alle Formulare zum Heraustrennen und Abheften – rechtssichere Formulierungen auf dem neuesten Stand der Rechtsprechung.

Die Vollmachten und Verfügungen, die jeder haben sollte

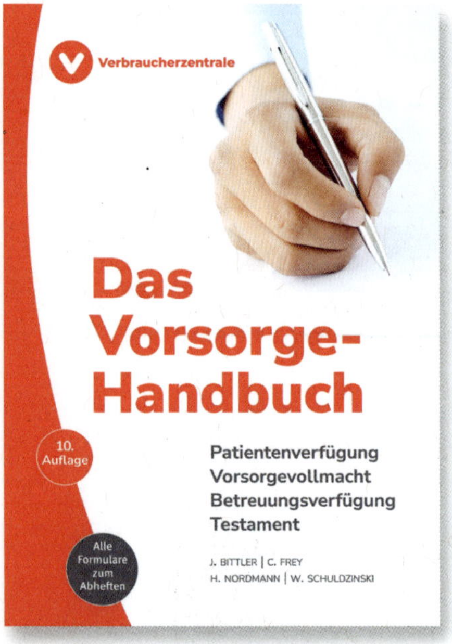

Das Vorsorge-Handbuch

Patientenverfügung, Vorsorgevollmacht, Betreuungsverfügung, Testament

10. Auflage 2025 | 200 Seiten | DIN A4 | vierfarbig | 16,– €

ISBN 978-3-86336-430-4

shop.verbraucherzentrale.de

Verbraucherzentrale